救急隊員による脳卒中の観察・処置の標準化

PSLS
Prehospital Stroke Life Support

ガイドブック2015

監　　修：日本臨床救急医学会
編集協力：日本救急医学会・日本神経救急学会
編　　集：PCEC・PSLS改訂小委員会

へるす出版

第3版の発刊にあたり

　救急傷病の治療成績は，診療に携わる医師や協働する医療チームの技能に依存するのは当然ですが，発症から医療機関に至るまでの病院前医療の質にも大きく左右されます。このため，私どもの学会では発症から病院に至る過程を重視し，病院前医療の標準化やその普及啓発に取り組んできました。その代表例が意識障害傷病者に対する観察・処置の標準 PCEC（Prehospital Coma Evaluation and Care）であり，脳卒中に的を絞ったものが本書 PSLS（Prehospital Stroke Life Support）です。PSLS は，2007 年 1 月に初版を，2009 年 6 月に改訂版を出版し，脳卒中を疑う傷病者の観察・処置や搬送先決定の標準参考書として，すでに救急隊員に好評を博しています。また，質の高い脳卒中診療が行えるよう開発した医師向けの脳卒中診療の標準 ISLS（Immediate Stroke Life Support）との整合性を図って執筆されています。

　2014 年 4 月からは，救急救命士が行う心肺停止前の特定行為や包括的指示が拡大されました。処置拡大は輸液を必要とするショックとブドウ糖溶液の投与を要する低血糖に限定されていますが，この処置を行うためには傷病者の状態を正確に観察しなければなりません。一方，救急の傷病者から脳卒中を疑い，相応しい医療機関を選定するためにも的確な観察が欠かせません。したがって，学会としては，この処置拡大を契機にすべての傷病者を対象にした活動手順や観察方法を標準化し，そのうえで脳卒中を疑う傷病者の観察・処置も改訂するように編集委員会に指示いたしました。並行して新しい知見も加え，ここに新しい改訂版ができました。

　本書は，病院前医療とくに救急隊員向けの図書でありますが，コメディカル，トリアージナースや臨床研修医に対する脳卒中入門書としても活用が可能です。救急医療に従事されている方々だけでなく，地域医療・介護で活動されている方々にも広くお読みいただき，1 人でも多くの脳卒中の傷病者が救命され，後遺症なく社会復帰できることを祈念しています。

平成 27 年 5 月

一般社団法人　日本臨床救急医学会
代表理事　横田順一朗

改訂にあたって（第2版）

　平成19年1月，「救急隊員による脳卒中の観察・処置の標準化」を目指して，脳卒中病院前救護（PSLS；Prehospital Stroke Life Support）コースガイドブックが発刊されて以来，おかげさまで，多くの消防・医療従事者から好評を得ることができ，増刷を重ねることができました。

　そして，それに合わせて，多くの関係者の熱意と努力によりまして，全国的に数多くのPSLSコースが開催されてきており，PSLSに基づく病院前救護が，全国的に確実に普及してきていることが実感されます。

　全国的なPSLSコースの開催にあたりましては，日本脳卒中協会の御協力・御支援があり，総務省消防庁にもコース開催について理解を示していただきましたことも大きな力となっております。また，厚生労働省も「4疾病5事業」のなかで，脳卒中の医療連携体制の構築に力を入れておられるところであり，ひとえに，これら多くの関係者の熱意の賜物と感謝致しております。この場をお借りして，御礼申し上げます。

　一方で，平成20年10月には，これも日本臨床救急医学会が早くから計画・立案しておりました「救急隊員による意識障害傷病者の観察と処置の標準化」を目指した意識障害病院前救護（PCEC；Prehospital Coma Evaluation & Care）コースガイドブックが出版されました。PSLS初版は，どちらかと言えば，平成17年に保険適用となったt-PA療法を中心として，脳梗塞をターゲットにした内容でありました。それゆえ，PCECが出版されたことを受けて，PSLSを脳卒中全般を対象とした内容に変更する必要が生じてきました。今回の改訂の趣旨はそのような事情によります。

　本書が，救急隊員・消防職員，あるいは，医師・看護師など，日々救急医療に従事され活躍されている方々に広くお読み頂き，現場の救急活動に活かされ，一人でも多くの脳卒中の傷病者が救われることを願っております。

2009年5月

脳卒中病院前救護ガイドライン検討委員会　委員一同

編集にあたって（初版）

　日本臨床救急医学会では，かねてより Prehospital Coma Evaluation & Care（PCEC）と仮に称している「救急隊員による意識障害患者の観察と処置の標準化」に取り組んできました．それは，外傷患者への JPTEC や JATEC が創られ，普及しつつあることに鑑みて，内因性の病態で頻度の高い意識障害患者に焦点を当てて，標準的な観察と処置の方法を確立しようとするものです．引き続き内因性の諸病態へと多くの標準化が進んでいくことが期待されます．

　さて，脳卒中のなかでも最近では虚血性のものの頻度が増加し，またそれらへの内科的な治療法の進歩などもあって，脳卒中急性期医療への期待が高まっています．本書は，そのような急性期において，とくに患者が病院に搬送されるまでの標準的手法を示しています．病院スタッフによる初療のあり方を示した Immediate Stroke Life Support（ISLS）の姉妹編です．つまり，この PSLS と ISLS は，JPTEC と JATEC と同じような関係となります．

　脳卒中においては，そもそもの原因疾患が患者の呼吸状態などを悪化させ，そのことがまた脳の病態を悪化させるという"悪循環"があります．加えて，意識障害などがあれば，患者にとって受診病院を自ら選択することはできません．救急隊員による観察・処置，搬送先の選定について標準的な手法を確立することの重要性がよく理解できると思います．

　ここに示された「脳卒中患者の病院前救護に関する標準的な手順」に従って，各地域の救急隊員による処置基準の見直しなどが可能となります．そのようにして，いずれ地域全体の脳卒中診療の質向上へとつながるに違いありません．どうか多くの関係者によって本書が活用されますようここに切望する次第です．

平成18年12月

有限責任中間法人日本臨床救急医学会代表理事　有賀　徹

序（初版）

　いわゆる脳卒中のうち，脳梗塞治療には「t-PA」が平成17年10月に保険適用となり，今後脳卒中の初期治療の大幅な改善が期待できそうである。

　しかしここにきて「脳梗塞」の新たな疾病が出現したわけではなく，またこれまでも「脳梗塞が疑われる」傷病者は救急搬送され専門医療機関の診断・治療を受けていたところでもある。まして救急搬送では，疾病によって緊急搬送時間に差がつけられるというようなこともなかった。

　最近，医療機関側から「t-PA」適用について「適正な医療機関選定」や「発症時刻の確認」，さらに「早期搬送」を救急隊に期待するとの声が聞こえるようになってきている。

　今後「t-PA」適用の機会が増えれば，発症から治療開始まで3時間というタイムリミット上，「発症時刻の確定」や救急隊の医療機関選定に要する時間や緊急搬送時間，医療機関での検査・治療開始までに要する時間など，トータルな時間の管理が課題となりそうである。病院前救護を担う救急隊としては，「脳梗塞の疑い」判断や病院選定要領等の活動技能向上にあたることや，「t-PA」適用医療機関，搬送後の検査・治療開始までの時間など医療機関側情報の事前入手等，医療機関との連携体制を再確認しておくことなどは意義のあることであろう。さらに，今後これらのシステム化が望まれるところでもある。

　本書が救急救命士をはじめ，病院前救護を担う救急隊員として「脳梗塞」等脳卒中に関わる救命活動に，おおいに役立つものと期待したいものである。

平成18年12月

東京消防庁救急部長　浅野　幸雄

執筆者一覧 (執筆順)

坂本 哲也	帝京大学医学部附属病院救命救急センター
有賀 徹	昭和大学医学部救急医学
仙台市消防局	
東京消防庁	
堤 晴彦	埼玉医科大学総合医療センター
溝端 康光	大阪市立大学大学院医学研究科救急医学
安心院康彦	帝京大学医学部附属病院救命救急センター
奥寺 敬	富山大学医学部救急・災害医学講座
松田 潔	日本医科大学武蔵小杉病院救命救急センター
畑中 哲生	救急救命九州研修所
田邉 晴山	救急救命東京研修所
秋山 浩利	川越地区消防局
本多 満	東邦大学医療センター大森病院救命救急センター
横田 裕行	日本医科大学救急医学
高橋 千晶	糸魚川総合病院脳神経外科
谷崎 義生	美原記念病院
竹川 英宏	獨協医科大学神経内科
中島 重良	伊勢崎市民病院救急センター・脳神経外科
中村 光伸	前橋赤十字病院高度救命救急センター
南 和	草加市立病院救急診療科
尾方 純一	救急救命東京研修所
後藤 淳	済生会横浜市東部病院脳神経センター
高梨 利満	帝京大学医療技術学部
平田 幸一	獨協医科大学神経内科
中山 博文	日本脳卒中協会
若杉 雅浩	富山大学医学部救急・災害医学
吉矢 和久	大阪大学医学部附属病院高度救命救急センター

日本臨床救急医学会　PCEC・PSLS改訂小委員会

　秋山　浩利　　川越地区消防局
○安心院康彦　　帝京大学医学部附属病院救命救急センター
　奥寺　　敬　　富山大学医学部救急・災害医学講座
　鈴木　伸行　　豊橋市民病院救命救急センター
　田邉　晴山　　救急救命東京研修所
　堤　　晴彦　　埼玉医科大学総合医療センター
　濱﨑　典彦　　高松市消防局消防防災課
　本多　　満　　東邦大学医療センター大森病院救命救急センター
　松田　　潔　　日本医科大学武蔵小杉病院救命救急センター
　南　　　和　　草加市立病院救急診療科
　矢島　　務　　東京消防庁救急指導課
　山口　　誠　　千葉市消防局警防部救急課
　吉矢　和久　　大阪大学医学部附属病院高度救命救急センター

○印＝委員長
（五十音順）

日本臨床救急医学会　教育研修委員会

○安心院康彦　帝京大学医学部附属病院救命救急センター
　岩瀬　正顕　関西医科大学附属滝井病院高度救命救急センター
　奥寺　　敬　富山大学医学部救急・災害医学講座
　坂下　惠治　りんくう総合医療センター放射線技術科
　末廣　吉男　愛知医科大学病院緊急検査室
　中村　安徳　高松市消防局消防防災課長
　濱本　淳子　日本赤十字九州国際看護大学
　本多　　満　東邦大学医療センター大森病院救命救急センター
◎松田　　潔　日本医科大学武蔵小杉病院救命救急センター
　峯村　純子　昭和大学横浜市北部病院薬局
　山勢　博彰　山口大学大学院医学系研究科

◎印＝担当理事
○印＝委員長
（五十音順）

『PSLSガイドブック2015』目次

I部　総論

1. 脳卒中の早期治療を可能にすることの重要性 …………… 2
2. 脳卒中に対する救急医療体制
   （メディカルコントロール体制）の構築 …………… 5
3. 地域における救急隊の役割 …………… 7

II部　イントロダクションPSLS

1. PSLSの位置づけ …………… 12
2. PSLSの概略 …………… 17
3. PSLSとISLS …………… 26
4. PSLSとPCEC，JPTEC …………… 28
5. 緊急度判定体系と救急救命士特定行為 …………… 32

III部　PSLSの実際

1. PSLSプロトコール …………… 38
2. PCECプロトコール …………… 59
3. 特定行為プロトコール …………… 76
4. 病院前脳卒中スケール …………… 86

IV部　基礎知識編

1. 急性期意識障害の評価法 …………… 94

2. 神経症候と評価 ……………………………… 100
3. 低血糖の原因と症候 …………………………… 116
4. 脳卒中の判断 …………………………………… 122
5. 医療機関の選定 ………………………………… 132

V部　シナリオ

1. PSLS コースの指針 …………………………… 142
2. PSLS コースデザイン ………………………… 146
3. 脳卒中のシナリオシミュレーション ………… 150

VI部　資　料

1. 脳卒中の評価法（ストローク・スケール）………… 174
2. rt-PA を用いた血栓溶解療法の適応と禁忌 ………… 182
3. 脳卒中 …………………………………………… 188

コラム

1. 脳ヘルニアとは ………………………………… 92
2. 脳卒中と他の疾患との鑑別
　"カメレオンとモドキ" chameleon vs mimics ………… 139
3. 日本脳卒中協会の活動 ………………………… 172

I

総論

I部 総論

1. 脳卒中の早期治療を可能にすることの重要性

1 PSLSの概念

PSLS (Prehospital Stroke Life Support) は脳卒中の病院前医療を最適化するための概念である。脳卒中の傷病者は，発症してから少しでも早く，適切な医療機関において治療が開始されれば，後遺症の可能性が減少し救命率も向上する。そのために，救急隊による病院前医療においては「脳卒中の可能性の徴候」を現場で迅速に発見し，脳卒中の可能性がある傷病者は，気道確保や酸素投与など必要な処置を迅速に行い，適切な治療が行える医療機関へ迅速に搬送することが重要となる。この概念をPSLSという。

PSLSはわが国の救急医療サービスに適合した独自の概念であり，欧米において同等のモデルは存在しない。関連するものとして，アメリカ心臓協会によるAdvanced Cardiovascular Life Support (ACLS) コースのなかでは脳卒中に関する市民の啓発や救急隊員による対応にまで言及されている。また，米国のNational Association of Emergency Medical Technicians (NAEMT) による疾病に対する病院前医療のAdvanced Medical Life Support (AMLS) コースのなかでは，意識障害や頭痛などへの初期対応が対象に含まれている。

また，PSLSは医療機関における初期診療を対象とするISLS (Immediate Stroke Life Support) と整合性を保つように構成されている。また，脳卒中のみでなく，意識障害という病態に対する病院前医療を対象とするPCEC (Prehospital Coma Evaluation & Care) とも重複する部分がある。

意識障害や片麻痺を呈する傷病者への対応で，糖尿病の既往歴などにより低血糖症の可能性がある場合は，血糖値の測定とブドウ糖の投与が，脳障害の予防と搬送先選定のために重要となる。平成26年4月から救急救命士の処置範囲が拡大されたのに応じて，PSLSやPCECにも組み込まれることとなった。

2 さまざまなガイドラインとPSLS

PSLSは脳卒中にかかわる既存のガイドラインや指針を理論的根拠として，脳卒中に対して適切な病院前医療を行うためのマニュアルおよびトレーニングコースと

位置づけられる。理論的根拠となっているのは以下である。
- 救急蘇生法の指針 2010（医療従事者用）（日本救急医療財団心肺蘇生法委員会）
- JRC 蘇生ガイドライン 2010（日本蘇生協議会・日本救急医療財団）
- 脳卒中治療ガイドライン 2009（脳卒中合同ガイドライン委員会）
- rt-PA 静注療法適正治療指針（日本脳卒中学会）
- くも膜下出血診療ガイドライン（日本脳卒中の外科学会）
- 心肺蘇生と緊急心血管治療のための科学と治療の推奨に関わる国際コンセンサス（国際蘇生連絡委員会）
- 心肺蘇生と緊急心血管治療ガイドライン 2010（アメリカ心臓協会）

3 早期治療の重要性

脳卒中は，急性虚血性脳卒中と出血性脳卒中（くも膜下出血や高血圧性脳内出血）とに大別される。

急性虚血性脳卒中は，発症 4.5 時間以内に遺伝子組換え型組織プラスミノゲン・アクティベータ（rt-PA）の静注療法を行うと，転帰が改善する可能性がある。すなわち，脳卒中による神経学的後遺症を減らして，傷病者がより質の高い日常生活を過ごせる可能性がある。しかし，発症してから 4.5 時間以上経過してから rt-PA を投与すると副作用の危険が大きくなり，かえって症状が悪化することもある。それにもかかわらず，実際に rt-PA の投与が可能な医療機関へ 4.5 時間以内に到達できている傷病者は，全体のごく一部に過ぎないことが知られている。

急性虚血性脳卒中は，脳の動脈に主として血液の塊である血栓が詰まることによって生じる。動脈が詰まると，その動脈から血液の供給を受けている脳の部位には酸素が供給されなくなり即座に機能が停止するので，部位に応じて手足の麻痺や言語障害などの症状が出現する。神経細胞は虚血や低酸素に対して身体のなかでもっとも弱い細胞なので，血液が通わないとすぐに不可逆的な変化が始まる。また，時間が経つと，血流が再開したときに血管が破綻して出血を生じる危険も増加する（出血性脳梗塞）。したがって，rt-PA の静注療法により，可能な限り迅速に，1分でも早く血栓を溶解することがきわめて重要となる。

血液は血管の外に出ると凝固する性質があり，この性質によって出血はいずれ止まるようになっている。この凝固が血管の外ではなく，何らかの理由で血管の中で生じて血液の塊を作ってしまい，血管を詰まらせてしまうのが血栓である。血液が凝固する際には，凝固因子が活性化されて，最終的にフィブリンという蛋白質ができて血栓となる。フィブリンは止血が完了して，血管の破綻が修復されれば不要になるので，身体にはフィブリンを溶かす仕組みもある。この仕組みを線溶といい，プラスミンという蛋白質にフィブリンを溶解する働きがある。組織プラスミノゲン・アクティベータ（t-PA）は，このプラスミンを活性化するものであり，遺伝子

組換えで人工的に作成したt-PAをrt-PAという。

一方，出血性脳卒中にはくも膜下出血や高血圧性脳内出血などがある。くも膜下出血は，主として脳動脈瘤の破裂によって生じるが，破裂を繰り返すごとに重症となって救命率が低下し，後遺症が増加する。したがって，できるだけ早く医療機関に到達し，再破裂を防ぐための治療を開始する必要がある。高血圧性脳内出血も，血圧が高いまま放置すると出血が増大する危険が増すので，医療機関における早期治療は重要である。

4 脳卒中に対する救急医療体制の構築

脳卒中の予後を改善するためには，病院前医療体制のみを整備するだけでは不十分である。アメリカ心臓協会は，虚血性脳卒中に対し以下の7つの要素が迅速に行われることを重視している。

- Detection（市民が発症に気づくこと）
- Dispatch（救急車が出場すること）
- Delivery（適切な医療機関に搬送すること）
- Door（救急外来で適切な初期診療を行うこと）
- Data（適切な検査を行うこと）
- Decision（治療の適応を適切に判断すること）
- Drug（薬剤を投与すること）

同様に，わが国においても，脳卒中に対する市民教育と啓発，病院前医療体制，救急医療機関の重要性が強調されている。これらは脳卒中に対する救急医療体制として，医学的見地に基づいて地域の救急医療サービスの質を管理する体制下で同時に整備する必要がある。とりわけ，メディカルコントロール体制下での救急隊員の脳卒中観察能力の向上や適切な医療機関への連絡および搬送が重要となる。救急医療に携わる医師は，訪れた患者を診療するだけでなく，地域住民に対して適切な救急医療を提供するシステムを構築する責任を持っている。このためには，救急隊員のみでなくすべての医師はPSLSの概念を理解しておくべきであろう。

〔坂本哲也〕

I部 総論

2. 脳卒中に対する救急医療体制（メディカルコントロール体制）の構築

1　メディカルコントロール体制

　各地におけるメディカルコントロール（MC）体制については，都県を1単位としてMC協議会を置く，ないし二次医療圏を1単位としてMC協議会を置くなど，地域によりさまざまである。また，それらの状況について全国的な水準で情報を統合するなどについては，全国メディカルコントロール協議会連絡会が全国救急隊員シンポジウムや，最近では日本臨床救急医学会による学術集会に合わせて開催され，各地の状況が少しずつ相互に理解され，論じられるようになってきた。

　事後検証などを通じて救急隊員による観察と処置の手順などについて漸次改善を行う，また救急隊による医行為などの質向上を図るなどという，基本的なMCの方法論に照らせば，各地におけるMC協議会のおおよそのスキームは次のようであろう。すなわち，MC協議会の下に，①事後検証に関する機能，②指示・指導に関する機能，③処置基準に関する機能，④教育・研修に関する機能が各々役割を果たしていて，必要に応じて各々の委員会が組織されているなどと思われる。

　たとえば，事後検証の議論を経て，救急隊の処置基準などに新たなプロトコールを作成したり，プロトコールを改訂したりすることが求められれば，処置基準に関する会議で検討されるであろう。その結果，具体的な方法が策定されれば，それについてMC協議会の責任の下に救急隊員の教育・研修がなされ，救急隊に直接的に指示を与える医師らにもそのような指導が行われることとなる。気管挿管も具体的には地域のMC協議会の下で進められてきたし，アドレナリンの投与も同じである。そして，それらの結果が再び同じように検証される。これら一連のプロセスは，PDCAサイクルなどと呼ばれる方法と本質的に同じものである。

2　脳卒中に対する救急医療の現状

　脳卒中という言葉は"急に脳の病にあた（中）る"ということである。もちろん，すべての急な意識障害が脳そのものの病気によるものであるかどうかは，救急現場において判断できるものではないし，手足の片麻痺があるからといって，それが痙攣後の一過性の麻痺（トッドの麻痺）や糖尿病に起因するものではないという判断が現場でさっそく下せるものでもない。したがって，神経学的左右差から脳卒中の

可能性が示唆される，または意識障害があって鑑別診断に脳卒中もあり得るなどという状況があれば，救急隊は地域の脳神経外科医のいる病院，CTスキャンがすぐに撮れる病院を選定するであろう。これは，診断と治療に関して迅速な対応ができて，つまりは患者の安全を期すことができるからである。

以上により，多くの救急隊は脳卒中かもしれないという判断があれば，その地域でどの施設にその傷病者を搬送すればよいかについてあらかじめ知っている。それは地域の救急業務に関する医師，救急隊員らからなる関係者が任意で集まって相談している場合もあろうし，行政による二次輪番制を利用する，または地域医師会が施設間協力などの工夫をしてそれを救急隊に報せているなどさまざまな状況があると思われる。

入院を要する救急患者に関する救急医療体制は，地域の二次および三次救急医療機関の守備範囲である。後者が地域における救急医療の"最後の砦"として脳卒中と思われる傷病者を引き受けることはあり得るが，ここで対象となっている多くの傷病者は二次救急医療機関に搬入されている。そして，二次救急医療機関にはそれぞれの病院に固有な発展の歴史があって，脳卒中を得手とするもの，不得手とするものが地域において"モザイク"的に分布している実態がある。したがって，救急隊は脳卒中と思われる傷病者の受け入れ医療機関についての情報を"あらかじめ学習"しながら適切な搬送に努力している。これが平均的な現状と思われる。

3　脳卒中に対する救急医療のあるべき姿

脳卒中と思われる傷病者について，地域としてより体系的かつ組織的に救護し，搬送できる体制こそ今後のあるべき姿と思われる。それは，たとえばJPTECとJATECの活動に照らせばよく理解できるであろう。もちろん，外傷に関する救急医療についても，ヘリコプターの利用や外傷センターへの患者集約などと漸次発展を遂げるであろうから，あるべき姿も"進化する"にちがいない。しかし，ここでいう脳卒中に対する救急医療のあるべき姿とは，当面の"標準化による脳卒中医療のQuality Control"である。脳卒中患者に対する初療における標準的手法がImmediate Stroke Life Support（ISLS）であり，PSLSはISLSと対になって開発されてきた。

日本臨床救急医学会はPrehospital Coma Evaluation & Care（PCEC）と称する「救急隊員による意識障害傷病者の観察と処置の標準化」を平成20年に策定し出版した。このPSLSはPCECというアルゴリズムの"枝"として位置づけられるであろう。PSLSによる標準的な手法に則って脳卒中と疑われる場合の病院前医療が行われ，ISLSに則って病院での初療が展開される。まずは，これらの標準化の普及とともに，脳卒中と思われる傷病者の搬送先の選定などを含めた議論を深めることが，今後の地域のMC体制において期待される。

〔有賀　徹〕

I部 総論

3. 地域における救急隊の役割

　消防機関の行う救急業務は，昭和38年の法制化以来，プレホスピタルケアの充実に向け，逐次その高度化が図られてきた。平成3年には救急救命士制度が創設され，消防機関の行う救急業務が，医師の指示のもとで医療の一翼を担うこととなった。さらには，メディカルコントロール体制の構築を背景に救急救命士の行う救急救命処置の範囲が拡大され，十分な教育を受けた隊員により高度な救急救命処置を提供できることとなるなど，消防機関が行う救急業務は，住民生活に欠くことのできない行政サービスの1つとして，地域社会に定着している。

1 救急活動の連鎖

　救急隊の任務は，住民の生命・身体を守るべく，各種の災害，事故，急病による傷病者を医療機関へ迅速に搬送するとともに，必要に応じ傷病者に対し的確な応急処置を実施することである。こうした救急活動が効果的に行われるためには，住民，消防機関，医療機関の間の密接な連携が不可欠である。住民は早期の救急要請（119番通報）と必要な応急手当を行う。通報を受けた消防の指令室は素早い応答によりすみやかに救急車を出場させるとともに，通報者に対して口頭で応急手当の指導を行う。出場した救急隊は，迅速確実に傷病者の観察と救急処置を行い，傷病に応じた適切な医療機関を選定・搬送し，医師に傷病者の情報を正確に伝えて引き継ぐ。このような一連の活動が，迅速，的確かつ円滑に行われることが重要である。

　こうした救急活動の連鎖のなかで，消防機関は「脳卒中は医療機関において早期に適切な治療が開始されることで転帰が改善し得る」ことを十分に認識し，日常の救急活動において比較的高頻度に遭遇する意識障害に対し，適切に対応することが求められる。

1）住民による早い救急要請
　脳卒中は一刻も早く医療機関において治療が開始されることが重要であり，脳卒中が疑われる場合に早期に救急要請が行われるよう，その初期症状および早期の119番通報の重要性について，応急手当講習などの機会を通じて住民への周知を図る。

2）指令室による早い救急出場指令
　脳卒中が疑われる救急要請に対し，遅滞なく救急車を出場させるため，指令室に

おいては119番通報の応答時間をできるだけ短縮する努力と工夫を継続するとともに，指令業務に従事する職員を対象に通報内容から脳卒中を疑うべき症状や状況を認識するために必要な教育を行う。

3）救急隊員による適切な医療機関への傷病者搬送

救急隊員は，脳卒中が疑われる傷病者を認識したときは，発症時刻（少なくとも正常であった最後の時刻）を同定し，早急に専門的な治療を行える医療機関に直接搬送する。搬送にさいしては，治療に必要な情報を得るため，家族，介護者など関係者に同行してもらうことが望ましい。

2 メディカルコントロール体制と救急業務

病院前救護体制のあり方に対する検討会報告書（旧厚生省，平成12年）で，「救急現場から医療機関へ搬送されるまでの間において，（中略）医行為の質を保証する」ためのメディカルコントロール体制の必要性が指摘された。その後，救急業務高度化推進委員会報告書（総務省消防庁，平成13年）で，「救急救命士に対する医師の指示体制，救急救命士を含む救急隊員に対する指導・助言体制の高度化，救急活動の医学的観点からの事後検証体制の充実及び救急救命士の再教育体制の充実を図ることが適切であり，これら3つを主眼においた環境整備を早期に進める必要がある」と提言された。これを受けて，平成14年に，総務省消防庁および厚生労働省は「メディカルコントロール協議会の設置促進について」を通知した。

これにより都道府県単位に，消防と医療が連携する協議会が設置されることになり，たとえば東京都では東京都メディカルコントロール協議会として組織され，専門委員会として「事後検証委員会」「救急処置基準委員会」「指示・指導医委員会」「救急隊員の教育に関する委員会」をそれぞれ設置し，さまざまな検討課題について集中的な審議をしているところである。

一方，活動の実態に地域差があることが指摘されており，平成19年5月総務省消防庁では，関係機関と協力，連携し，全国のメディカルコントロール協議会の質の底上げや全国的なメディカルコントロール体制の充実強化を目的として，全国の関係者に対し，情報提供と議論の場を設けるため「全国メディカルコントロール協議会連絡会」を立ち上げた。

このような状況のなか，救急搬送において搬送先医療機関が速やかに決まらない事案があること，および救急隊が現場に到着してから傷病者を病院に収容するまでの時間が延びていることといった社会的背景から，消防機関と医療機関の連携を推進するための仕組みおよび救急搬送・受け入れの円滑な実施を図るためのルールが必要とされ，①救急搬送・受け入れに関する協議会の設置，②救急搬送・受け入れの実施基準の策定を核とした消防法の改正が平成21年4月に成立し，ますます消防

の行う救急業務と医療の連携強化が図られることになった。
　消防機関の担う病院前医療活動は，まさに地域における救急医療の一環として期待されている。

〔仙台市消防局・東京消防庁〕

II

イントロダクション PSLS

Ⅱ部 イントロダクション PSLS

1. PSLS の位置づけ

PSLS は，脳卒中が疑われる傷病者に対するプレホスピタルケアの基本を体系化・標準化したものである。

1 プレホスピタルにおける救急活動の基本

救急現場から医療機関到着までの間，救急隊員は，傷病者のさまざまな病態を適切に観察・判断し，適切な応急処置を行いながら，適切な医療機関にトリアージするという重要な責務を担っている。

プレホスピタルの救急活動においては，3つの"R"，3つの"T"，3つの"S"が重要である（表Ⅱ-1）。

傷病者の予後を改善させるためには，病院前救護（プレホスピタルケア）と医療機関における診療（ホスピタルケア）の2つが組織的・有機的に連携して機能することが求められる。

2 脳卒中に対するプレホスピタルケアの体系化・標準化の意義

従来，脳卒中が疑われる傷病者に対するプレホスピタルケアは，ともすれば，救

表Ⅱ-1　プレホスピタルにおける救急活動の基本

3つのR
the Right patient in the Right time to the Right place
3つのT
Transportation　　搬送 Triage　　　　　　トリアージ Treatment　　　　処置
3つのS
Speed　　スピード Skill　　 技術 Safety　　安全

急隊員の個別の判断によって行われており，必ずしも体系的に，かつ組織的に行われている状況ではなかった。それゆえ，プレホスピタルにおける救急活動の基本が達成されていないことも少なくない状況であった。

近年，プレホスピタルでは，心肺停止に対するBLS，外傷に対するJPTECなど，標準化されたプロトコールが作られ，現場で活用され，着実に成果を出しつつある。一方，医療機関（救急外来，ER；emergency roomなど）においても，心肺停止に対するICLS・ACLS，外傷患者に対するJATECなどのプロトコールが作成されている。

このような時代の流れのなか，脳卒中に対しても，同様に標準化・体系化されたプロトコールの策定が求められていた。

医療側（ホスピタルケア）においては，すでに脳卒中に対する救急診療の標準化・体系化を目指して，ISLS（Immediate Stroke Life Support）が策定され，活動が始まっている。

BLSとICLS・ACLS，JPTECとJATECの関係と同様に，プレホスピタルにおけるPSLS，救急外来（ER）におけるISLSが対となり，両者が共通の用語と共通のアルゴリズムによって構成されることによって，脳卒中が疑われる傷病者に対するプレホスピタルから救急外来（ER）までの流れが一貫性をもって構築されることになる。

このように，PSLSは，上記の3つの"R"，3つの"T"，3つの"S"を実現するための重要な手法になるであろう。

3 PSLS策定の経緯；PCECとの関係

日本臨床救急医学会では，かねてより意識障害を呈する傷病者に対するプレホスピタルケアを体系化・標準化すべくPCEC（Prehospital Coma Evaluation & Care）を策定中であった。そして，意識障害の原因としてもっとも頻度の高い脳卒中に対するプレホスピタルケアの体系化・標準化もそのなかに含めて議論される予定であった。しかしながら，t-PAという画期的な薬剤が平成17年10月，医療の現場に導入されたこと，そして，それにもかかわらず，その当時，t-PAが十分に，かつ，有効に使用されていない状況を憂慮し，PCECより先にPSLSを策定することになり，平成19年にPSLSが最初に出版された。その後，平成20年にPCECが出版された。

4 疾病および外傷以外の外因傷病者に対する活動基準との整合性

前述のごとく，プレホスピタルの救急活動においては，外傷傷病者に対する

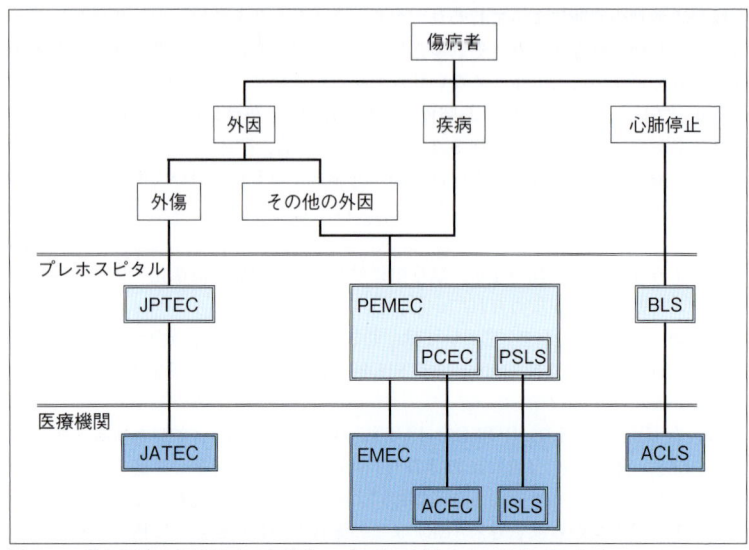

図Ⅱ-1 救急医療の初期対応の標準化―プレホスピタルケアからERまで―

JPTEC, 心肺停止傷病者に対するBLSが普及し, 確実にその成果を上げている。PCECやPSLSは意識障害や脳卒中が疑われる傷病者に対する標準的活動基準として策定されたが, これらはあくまでも疾病傷病者の一部を捉えたものである。このため, ショックや急性呼吸不全, 胸痛や腹痛, 薬物中毒など, より広く, 疾病および, 外傷以外の外因傷病者に対する標準的活動基準の策定が不可欠とされてきた。日本臨床救急医学会では, 米国のAMLS（Advanced Medical Life Support）を参考に, PEMEC（Prehospital Emergency Medical Evaluation and Care：仮称）として, 疾病および, 外傷以外の外因傷病者のプレホスピタルの標準的活動基準の策定を進めている。さらにPEMECは, 医療での疾病救急患者に対する標準診療手法としてのEMEC（Emergency Medical Evaluation and Care：仮称）の策定にもつながるものである。今回のPSLSの改訂は, このPEMECとの整合性についても考慮されたものである（図Ⅱ-1）。

このように, PSLSやPCECは, PEMECという1つの大きな"樹"のなかの, "枝"と位置づけられる。

5　標準化によってもたらされる効果

・プレホスピタルにおける救急活動が全国レベルで均一化する。

- 標準化されることによって，観察上の重大な見落とし，判断上の誤り，不適切な応急処置は軽減され，トリアージも現在より改善することが期待される。
- 医療においては，"Do no harm"の重要性が指摘されている。標準化によってもたらされる最大の効果は，傷病者に悪い影響を与える処置・判断が避けられることである。
- 救急隊員から医療機関へ提供される傷病者についての情報の内容が標準化されることにより，プレホスピタルから医療機関への流れが無駄なく，効率的に行われるようになる。
- 標準化されたプロトコールに基づくシナリオを用いたシミュレーションを繰り返し反復・訓練することにより，救急現場における救急活動に要する時間の短縮が実現する。
- プロトコールが示されることにより，事後検証の方法が明確になる。
- 救急隊員の救急活動に対する教育の一貫性と簡便さがもたらされる。
- PSLSの導入によって，各地域における脳卒中の診療に関する救急医療体制の問題点が明らかになるであろう。すなわち，PSLSにおいては，医療機関の選定は地域の状況によって地域ごとに検討されるべき事項であるからである。
- 副次的には，PSLSの教育プログラムを提供することにより，救急隊員自身が自ら勉強し，かつ，脳卒中に興味をもって接するようになり，ひいては，観察・処置・判断の各ステージの精度が向上することが期待される。
- これらの効果の総合的な結果として，最終的には，プレホスピタルにおける救急活動に求められる3つの"R"，3つの"T"，3つの"S"が実現し，傷病者の予後が改善することが期待される。

6 プレホスピタルで用いる脳卒中スケール

PSLSの策定にあたっては，とくに脳梗塞に関して，その重症度を定量的に評価でき，かつ，救急隊員が使用できる簡便な脳卒中スケールが必要であった。これは，実際の救急現場活動において必要であるのみならず，後日，脳卒中のプレホスピタルケアの内容を検証し，あるいは各種統計処理を行って評価する際に，なくてはならないパラメータである。

シンシナティ病院前脳卒中スケール（CPSS）やロサンゼルス病院前脳卒中スクリーン（LAPSS）も検討され，さらには，新しいスケールを作成することも議論された。初版では，重点観察のための定量的評価として，倉敷病院前脳卒中スケール（KPSS）を採用したが，各地における病院前システムの整備に伴い，固有のスケールが作成されたため，定量的評価と定性的評価の相違はあるものの，改訂版ではこれらを並列に扱うこととした。

7 PSLSの今後

　今回改訂されたPSLS（Ver.3）でさえ，必ずしも完成されたものではないであろう。

　もとより，このような救急活動のプロトコールは，EBM（evidence based medicine）に基づいて体系的に構築されるべきものである。

　しかしながら一方で，わが国においては，残念ながら病院前の救急活動に関する十分なデータが報告されておらず，その蓄積もきわめて少ない。すなわち，地域における脳卒中の発生頻度，救急隊員による観察・判断の妥当性，あるいは，救急処置と予後との関係，病院選定の妥当性など，一部の地域からの報告しかみられない現状である。

　今後，各地域，あるいはさまざまな組織から，脳卒中に関する病院前の救急活動の結果が報告され，それらのエビデンスが集積されることが望まれる。そして，それらのエビデンスに基づいて，PSLSがさらに改訂され，前述のPEMECのなかで整合性をもって構築されることを期待している。

〔堤　晴彦，溝端康光〕

Ⅱ部 イントロダクション PSLS

2. PSLS の概略

1 PSLS の目的

　PSLS の目的は,「防げ！寝たきり」(preventable stroke mortality & morbidity) であり, 外傷における "防ぎ得た (preventable trauma death)" に対応する用語として採用された。"防ぎ得た (preventable)" か否かについて, 現場活動や病院選定が正しく迅速に行われたかどうかが PSLS についての主な検証ポイントになる。病態の確定していない病院前医療では, 活動の評価には限界があるが可能な範囲で今後検証を進めていく必要がある。

2 PSLS においてターゲットになる疾患

　PSLS の対象となる疾患は, 脳卒中の急性期である。一言で脳卒中といっても, 虚血性脳病変 (脳梗塞：脳血栓や脳塞栓) や出血性脳病変 (高血圧性脳内出血やくも膜下出血) など多様な病態を含む。また, 脳卒中には呼吸, 循環の異常をきたす重症例も多く含まれるので, 傷病者の状態に応じて後述する急性意識障害対応の PCEC の適用が妥当な場合もある。さらに, 脳卒中のなかで多くの割合を占める脳梗塞〔脳卒中急性期データベース (JSSRS) による 1999～2013 年のデータでは 75.9% が脳梗塞[1]〕に対し, 早期の血栓溶解療法により病態の進展を最小限に食い止めることが可能になったことで, 病院前医療にはより迅速で正確な傷病者評価, 搬送先医療機関の選定が求められることになった。これらの理由から, 今回改訂の PSLS の活動手順の概略を示したアルゴリズムは, 脳梗塞, とくに rt-PA (遺伝子組換え組織プラスミノゲン・アクティベータ) の適応例を中心に, 類似の症候をもち鑑別を要する出血性脳卒中や今回新たに加わった特定行為にも関係する低血糖などの病態を加味したものとなった。なお, このアルゴリズムを実践することが病院前医療活動で重要な 3 つの "R" にも沿った対応を示していることはいうまでもない。

3 PSLS の理解に重要な用語

1) ハイリスク意識障害 (high risk impaired consciousness; 表Ⅱ-2)

　ハイリスク意識障害とは, JPTEC の高エネルギー外傷に対応する用語として PSLS/PCEC で採用された用語であり, 指令課への通報内容や現場で得られた情報

表Ⅱ-2 ハイリスク意識障害が疑われる情報

Aに関して：食事中咳き込んだ後の意識障害，チアノーゼあり
Bに関して：頻呼吸，徐呼吸，異常呼吸様式に伴う意識障害
Cに関して：皮膚の冷汗・湿潤・蒼白，頻脈微弱，胸背部痛に伴う意識障害
Dに関して：刺激しても開眼しない，激しい頭痛，一側上下肢に伴う意識障害
Eに関して：高体温，低体温に伴う意識障害，痙攣発作
Fに関して：意識障害を有する複数の傷病者

E：Environment 環境，Epilepsy 痙攣，F：Fukusuu 複数

表Ⅱ-3 内因性ロード＆ゴー！ の判断基準

以下の異常を有する場合に適切な処置を行っても状態が改善しない場合
Aの異常：気道閉塞または狭窄を伴う
Bの異常：呼吸数または呼吸様式の異常を伴う 　　　　　SpO_2 が 90％未満
Cの異常：皮膚の冷汗・湿潤・蒼白，脈が微弱 　　　　　収縮期血圧が 90 mmHg 未満
Dの異常：脳ヘルニア徴候
※脳ヘルニア徴候 　・JCS300 で両側瞳孔散大 　・JCS200 で異常肢位（除脳硬直，除皮質硬直）を伴う 　・JCSⅡ桁またはⅢ桁で瞳孔異常を伴う 　・GCS 合計点が 8 以下で瞳孔異常を伴う

〈必要な処置〉
1．気道確保，口腔内異物除去，分泌物吸引
2．補助呼吸，酸素投与
3．側臥位または回復体位

のなかで，呼吸・循環の異常など傷病者の生命の危険を疑わせる急性意識障害を指す。この場合，内因性ロード＆ゴーを念頭においた病院前医療活動が求められる。

2）内因性ロード＆ゴー！（表Ⅱ-3）

PSLS/PCEC においては，生理学的徴候の異常，すなわち呼吸（A・B）の異常，循環（C）の異常を生命に危険が迫っている緊急度の高い病態と位置づけ，内因性ロード＆ゴーを宣言する。また，これらが安定していても表Ⅱ-4 に示す脳ヘルニア徴候（Dの異常）が疑われた場合には同様に内因性ロード＆ゴーを宣言する。内因性ロード＆ゴーを宣言したら，必要な処置を行い，初期評価の後の Step を状態に応じて簡略化し，迅速に医療機関への搬送を行う。

表Ⅱ-4　脳ヘルニア徴候

> 以下のいずれかを示す場合を脳ヘルニア徴候と位置づける
> ・JCS 200 で異常肢位（除脳肢位，除皮質肢位）を伴う
> ・JCS がⅢ桁またはⅡ桁で瞳孔異常（瞳孔不同を含む）を伴う
> ・GCS 合計点が 8 以下で瞳孔異常を伴う

3）ゴールデン・タイム，プラチナ・タイム

(1) ゴールデン・タイム

　脳梗塞では，発症から 4.5 時間以内に rt-PA による血栓溶解療法を行うことにより予後の改善が期待できる。したがって，発症からの 4.5 時間がゴールデン・タイムとなる。一方，医療機関到着後，rt-PA の静注開始までに最低 1 時間を要するといわれている。すなわち，発症から医療機関到着までに許された時間は 3.5 時間である。

　したがって救急隊員は，現場到着から医療機関到着までのタイムテーブルをイメージして現場および車内活動にあたらなくてはならない。

(2) プラチナ・タイム

　救急車要請（119 番通報）から医療機関到着までを 1 時間以内にまとめようとすると，現場活動に与えられた時間（プラチナ時間）は 20 分以内が目安となる。特定行為にかかわる観察，指示要請，行為などが加わる可能性も出てきたことから，普段から隊員による十分な連携のトレーニングが必要となる。

　現在わが国では，傷病者の 90％以上は救急要請から 1 時間以内に医療機関に搬送されている。しかしながら，発症から 3.5 時間以内に医療機関に到着すればよいということではなく，1 分でも早く医療機関に到着し，より早期に血栓溶解療法を受けることがよりよい予後につながることを忘れずに活動する必要がある。

4）緊急安静搬送 Hurry but Gently!（表Ⅲ-8）

　内因性ロード＆ゴーには該当しないが，脳卒中あるいは関連疾患のなかで，現場または搬送中にバイタルサインの異常や脳ヘルニアなどの急変を生じやすい病態として，くも膜下出血，大動脈解離，重症偶発性低体温症があげられる。あるいは不注意な対応により重篤な後遺症を生じやすい病態として，頸髄損傷合併などがあげられる。これらの病態が疑われる場合には生命または重要な機能を損傷し得る"爆弾"をもっているという認識で対応する必要があり，PSLS/PCEC では"緊急安静搬送 Hurry but Gently"という用語を用いて，とくに愛護的な搬送を心がけ，一方で急変に備える。

5）ストローク・バイパス

　脳卒中傷病者の救急搬送においては，外傷傷病者搬送のトラウマ・バイパス（trauma bypass）と同様に，3つの"R"の1つ"Right place"を考慮した活動が必要となる場合がある。重症傷病者，血栓溶解療法候補の脳梗塞が疑われる傷病者，くも膜下出血疑が疑われる傷病者，小脳出血が疑われる傷病者などについては，現場から遠方に位置していても，それらの病態に対して経験豊富な脳卒中，神経系，救急系の各専門医が常駐し決定的治療が可能な医療機関に搬送することが考慮されるべきである。またこれらの対応については，普段から地域MC協議会などで合意形成を図っておくことが重要である。

6）ワイドトリアージ

　救急隊員が現場活動のなかで，脳梗塞か脳出血かを判断をすることは不可能である。したがって，JPTEC同様，医療機関においては，たとえ救急隊員によって搬送されてきた"血栓溶解療法候補の傷病者"が，結果的に脳出血，痙攣後，低血糖などの他の病変であっても，当然容認されなくてはならない。このように血栓溶解療法適応となる傷病者を得るために一定のプロトコールに従った結果，適応のない病態の傷病者が含まれてしまうことをPSLS/PCECではワイドトリアージと呼ぶ。ワイドトリアージの容認はプロトコール作成の基本であり，その目的はすべて傷病者（救急患者）の利益を優先することにある。

〜メモ：オーバートリアージとワイドトリアージ〜

　外傷病院前医療のJPTECに用いるオーバートリアージとPSLS/PCECで用いるワイドトリアージとは本文にある通り，その概念は類似している。しかし，オーバートリアージが外傷という限られた病態の重症度を対象としているのに対し，ワイドトリアージは多様な急性意識障害の原因疾患あるいは脳卒中の病態を対象としている。つまり前者では重症度という"深さ"を問題にし，後者は病態の種類という"幅"を問題にしていると考えられる。いずれにしても偽陽性を増やすことで偽陰性を減らす試みと考えられる。

4　内因性疾患におけるロード＆ゴー！の判断とその後の行動

　JPTEC同様，初期評価の段階で気道，呼吸，循環，中枢神経の異常に対し，現場での適切な処置により生命徴候の改善がみられない場合は，内因性ロード＆ゴー！

と判断し，以後のStepを適宜簡略化して医療機関への搬送を急ぐ必要がある。

また，完全な窒息や心停止寸前の場合（ニアCPA）には以下のStepを省略し，医療機関への搬送を急ぐ。

5 PSLSのプロトコールにおける各Stepの簡単な説明

今回の改訂版においても，PSLSアリゴリズムにおける7つのStepを踏襲したが，処置拡大に伴い，各Stepのタイトルと内容に変更が加えられた。旧版（『改訂PSLSコースガイドブック』）と同様に，アルゴリズム上Step 5以外はPCECと共通しているものの，処置拡大により特定行為の対象となったショックや低血糖に合併した半身麻痺または言語障害などへの対応も含まれるため，旧版に比べてやや複雑になっている。これらについては他の章で詳しく解説することにして，ここでは各Stepの概要を述べる（図Ⅱ-2）。

Step 1：状況評価

状況評価の目的は，通報から傷病者接触までの事前情報と現場の状況から適切な現場活動を行うための態勢をつくることである。そのためには注意深い情報収集，感染防御，携行資器材の確認，安全確認，傷病者数の確認などが重要な項目となる。PSLSではとくに，通報者の情報のなかから"脳卒中が疑われる症状"（表Ⅱ-5）やハイリスク意識障害にかかわる情報を聞き逃さないように努める。

Step 2：初期評価

初期評価の目的は，気道（A），呼吸（B），循環（C）など傷病者の生理学的観察，ならびに中枢神経系機能（D）の評価を行い，内因性ロード＆ゴーの有無を迅速に判断することにある。生命の危険をきたし得るABCの異常やDの異常としての脳ヘルニア徴候がみられたら，内因性ロード＆ゴーと判断し，Step 3以下を適宜簡略化して医療機関への迅速な搬送を行う。

Step 3：情報収集

PSLS/PCECでは，"BAGMASK"など（表Ⅲ-6）を用いた問診や現場状況から迅速に情報収集を行う。意識障害の原因検索において，病歴聴取は最重要項目の1つである。意識障害を呈する傷病者の場合，程度が軽ければ重症化する前に可能な限り傷病者本人からの聴取に心がけ，重症の場合には家族など関係者からの的確な聴取に心がける。またこのStepでは，脳卒中を疑う場合にCPSS（表Ⅲ-3）やドロップテスト（図Ⅲ-2，表Ⅲ-4）を行い，また正確な発症時刻を確認する。

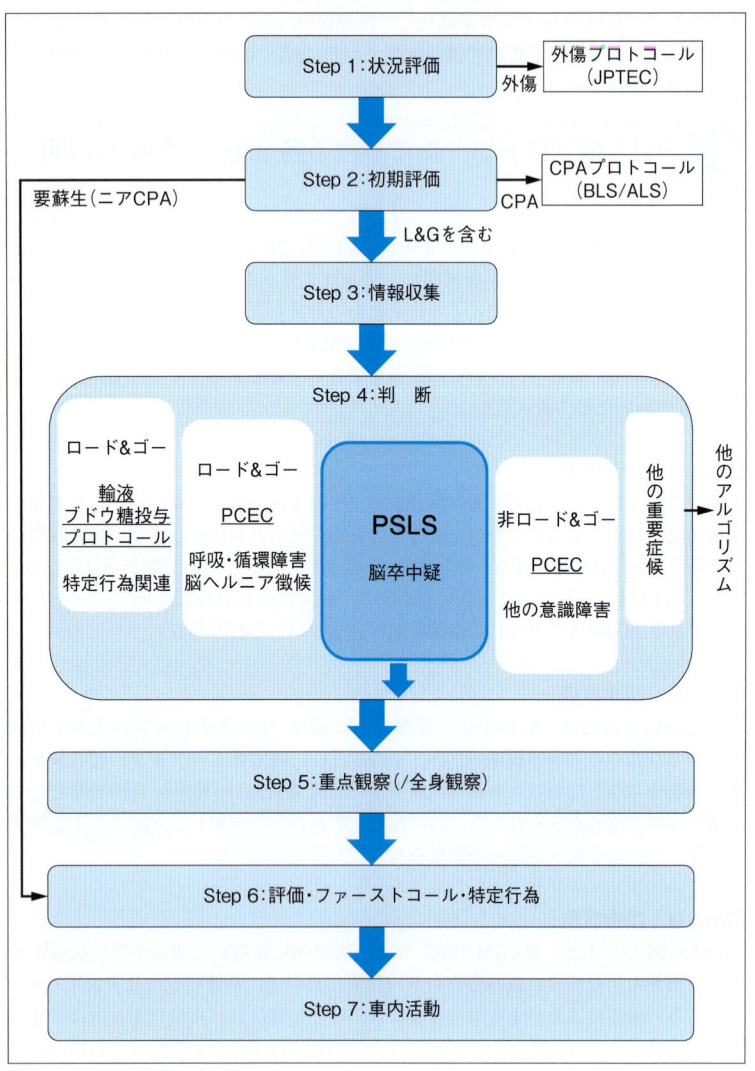

図Ⅱ-2 PSLSのアルゴリズム

表Ⅱ-5 脳卒中が疑われる症状

発症様式：突発完成，急性発症が多いが，その他睡眠時発症，階段状進行性のものも少なくない

病型別神経症状症状発症頻度（％）			
	脳梗塞	脳出血	くも膜下出血
片麻痺	52.2	49.7	9.5
構音障害	26.8	16.7	0.8
意識障害	14.9	35.1	41.7
失語	17.7	26.0	12.3
半側無視	14.1	24.2	5.7
感覚障害	7.4	7.3	0.5
頭痛	3.4	8.4	47.5
歩行障害	5.4	2.7	0.5
嘔気・嘔吐	2.6	7.3	22.0
めまい	4.2	3.3	1.4
運動失調	3.6	2.2	0.2
注視麻痺	2.8	3.4	1.1
半盲	3.2	1.9	0.0
嚥下障害	2.6	1.1	0.1
失認失行	0.7	0.6	0.0
痙攣	0.4	1.2	1.3
精神症状	0.3	0.3	0.1

発症時意識障害を認めた脳卒中における各病型の割合（％）	
脳梗塞	11.4
脳出血	6.5
くも膜下出血	2.4
計	20.3

Step 4：判　断

　Step 4では，はじめに内因性ロード＆ゴーの適応と判断したら，そのなかでこれまでの情報や傷病者の状態から増悪するショックとして輸液の候補（輸液プロトコール）であるか，低血糖発作として血糖測定およびブドウ糖投与の候補（ブドウ糖投与プロトコール）であるかを判断し，該当すれば全身観察（Step 5a）に進む。これら2つのプロトコールに該当しない場合にはその他の内因性ロード＆ゴーと判断し，PCECとして全身観察（Step 5a）へ進み，その後のStepを適宜簡略化して搬送を急ぐ。内因性ロード＆ゴーの適応ではない場合には脳卒中の可能性を検討し，該当すればPSLSとして重点観察（Step 5b）を行う。最後に残った非内因性ロード＆ゴーの急性意識障害傷病者では，PCECとして全身観察（Step 5a）で意識障害の原因検索を行い，また意識障害に伴う身体の異常について調べる。PSLSとして重点観察（Step 5b）に進む基準について表Ⅱ-6にまとめた。

Step 5b：重点観察

　内因性ロード＆ゴーではない脳卒中疑いの傷病者に対しては，主として神経所見に焦点を絞った身体の観察（重点観察）を行う。倉敷病院前脳卒中スケール（KPSS）

表Ⅱ-6　PSLS/PCEC のアルゴリズム Step 5b に進む基準

前提	1. 輸液プロトコールを含む内因性ロード＆ゴーではない
	2. ブドウ糖投与プロトコールではない
基準	1. CPSS が1項目以上陽性
	2. 突然の激しい頭痛
	3. 持続性めまいや嘔吐・頭痛
	※上記症状で発症した場合でも，その後に昏睡または脳ヘルニア徴候に至っている場合，内因性ロード＆ゴーとして PCEC 対応を考慮

表Ⅱ-7　MIST

- 年齢/性別
- MIST
  Mechanism：意識障害の推定原因や脳卒中の病態
  Impairment：症状（身体所見）
  Sign & Scale：バイタルサイン（ショック状態など緊急搬送の理由），脳卒中スケールの評価
  Time & Treatment：発症時刻，予想到着時刻，行った処置，既往歴・処方されている薬剤（とくにワルファリン）

など各地域で使用される病院前脳卒中スケールによるスクリーニングまたは重症度評価を行い，解剖学的には頭頸部を中心とした観察を行う。バイタルサインが安定し，神経所見や意識障害が軽度な場合でも，大動脈解離の合併やくも膜下出血など，表Ⅲ-8に示す病態が疑われる場合には緊急安静搬送 Hurry but Gently で対応する。特定行為に関して，低血糖が疑われる場合にはここで血糖測定を行う。

Step 6：評価・ファーストコール・特定行為

医療機関の選定および医療機関への迅速な連絡と適切な情報提供は，疾患や病態を問わず救急隊の最重要活動の1つである。なかでも脳梗塞が疑われる傷病者の場合，専門医スタッフによる受け入れ可能な医療機関を迅速に選定する。さらに，rt-PA による血栓溶解療法に際し，確認事項，禁忌，慎重投与などの基準が厳密に決められているため（表Ⅲ-7），選定した医療機関に対しては，投与基準を認識したうえで可能な限り有用な情報提供を心がける必要がある。また脳卒中のなかには，初期評価の段階から昏睡または脳ヘルニア徴候を示す例も多く，内因性ロード＆ゴーの適応であったり，搬送途上で状態が悪化するケースがある。それらに対しては，はじめから三次医療機関の選定，または三次医療機関選定への切り替えを考慮する必要がある。

医療機関への連絡事項（ファーストコール，セカンドコール）を適切に行い，連絡を受けた医療機関では，救急車が到着するまでの間に初期診療や専門治療のスタッフによるチーム形成や資材器準備などを進め，受け入れ態勢を整える。救急隊

から提供された情報を医療機関での傷病者の治療に最大限に役立てるためには，普段からの救急隊と医療機関との信頼関係と密な連携が求められる。医療機関への情報提供は漏れがないよう"MIST"（表Ⅱ-7）などでまとめて行う。

Step 7：車内活動

車内活動とは，傷病者を車内収容した時点から医療機関到着までに救急隊が行う行為を指す。現場で行えなかった観察や処置，モニターによるバイタルサインの正確な把握などを行い，同時にそれまでに行った処置や状態の変化にも注意して傷病者の安定した搬送を心がける。傷病者の状態が悪化した場合には適宜医療機関へのセカンドコールにより情報を伝える。

6 メディカルコントロール協議会の役割

脳卒中に対する病院前医療の質の向上，すなわち脳卒中傷病者の予後改善のためには，MC協議会などが中心になり，地域一体となって以下に示す項目の検討を継続する必要がある。
①脳卒中傷病者の発生頻度（需要）ならびに対応可能な医療機関（供給）に関する基本的な調査
②地域の実情に合った病院前脳卒中医療プロトコールの作成
③rt-PAの投与が可能な医療機関の認定

とくに脳梗塞の場合，24時間365日rt-PAの投与を可能にするには，従来の初期・二次・三次という医療機関の機能分類を越えた複数の医療機関による輪番制の構築なども検討すべき重要な課題である。

④事後検証体制の確立

救急搬送となった個々の事例については，検証会議において救急隊員の行った観察，処置，判断を検証し，現場にフィードバックする体制を構築することが重要である。そして個々の検証から疫学的な検討にまで発展させることが事後検証の次の目標となる。たとえば，quality controlに基づき，PDCAサイクル〔P（Plan：計画）・D（Do：実行）・C（Check：チェック）・A（Assessment：評価）〕の手法を用いて搬送事例の分析・評価を行う。PSLSについても，ガイドブック初版発行から8年が経過し，本格的に検証を進める時期となっている。

【文　献】

1) 荒木信夫，小林祥泰：病型別・年代別頻度．脳卒中データバンク2015，中山書店，東京，2015，pp18-19.

〔安心院康彦，PSLS委員会〕

3. PSLS と ISLS

1 ILCOR の CoSTR と PSLS/ISLS の位置付け

現行の心肺蘇生ガイドラインは国際蘇生連絡委員会（ILCOR；International Liaison Committee On Resuscitation）の勧告に基づき，CoSTR（ガイドライン改訂の科学的根拠の集大成）をもとに各国，各地域で策定する，とされている。この勧告に従い，AHA（American Heart Association）と ERC（European Resuscitation Council）が，それぞれ 2000 年より 5 年ごとにガイドラインを策定・公開しているのは周知の事実である。AHA は，2000 年のガイドラインより「成人の脳卒中」を独立した章として策定している。一方で，ERC にはこのような記載はない。ISLS は『AHA ガイドライン 2000』を参考にわが国固有の事情を重視し 2003 年に策定した院内研修システムであり，ほぼ同時期に病院前医療を対象とした PSLS が開発された。

2 JRC 心肺蘇生ガイドラインの神経蘇生

日本蘇生協議会（JRC；Japan Resuscitation Council）は，前述の ILCOR に早期より参画しており，2010 年にわが国固有のガイドラインとして『JRC 心肺蘇生ガイドライン 2010』を策定した。この作業において，すでに先行して全国各地で開催されていた ISLS と PSLS から得られた知見を参考に，日本固有の概念として「神経蘇生（neuroresuscitation）」を取りまとめ，独立した章として策定，公開した。これにより，ISLS および PSLS は『JRC 心肺蘇生ガイドライン 2010』に準拠する研修コースとして再定義された。「神経蘇生」は日本初のオリジナルの概念として国際的にも注目を浴びており，今後の JRC 心肺蘇生ガイドラインにおいても継承されることが決定している。

3 コメディカル研修と PSLS

近年になりコメディカル職種（看護師，薬剤師，放射線技師，臨床検査技師，理学療法士，MSW など）において救急医療研修への関心が高まり，救急認定制度が立ち上がっている。PSLS は当初，救急隊・救急救命士を対象として開発された研修システムであり，難易度としてはコメディカル職種に応用可能である。しかし設

定が病院前となっているため，主に病院内を活動の場とするコメディカル職種の研修として行う場合には，シナリオの想定などに留意する必要がある。

4　PSLS と ISLS の同時開催

　日本の救急医療現場における人的構成（医師より看護師が多い）や救命士の病院実習など，救急医療におけるチーム医療が浸透している。このため，PSLS が ISLS と同時開催される例が増加している。この場合，研修の内容には共通点が多いが，それぞれの想定現場が異なること，職種による業務範囲や権限が異なることを十分に考慮する必要がある。また，実際の業務にあたっては各地域のメディカルコントロールを遵守することは当然である。また，同様に国内で策定されている脳卒中ガイドラインも遵守すべきである。

5　市民向けの講習での啓発・広報

　脳卒中の治療成績は治療開始までの時間に依存する。このため，市民レベルでの早期発見・通報は重要な因子である。この点については AHA のガイドラインにおいても「脳卒中の D」の最初の項目が，一般市民による脳卒中症状の早期認識，次が早期通報とされている。ISLS が病院内，PSLS が病院前を対象としている一方で，脳卒中の治療成績の向上には，最初の D（Ditection）である（一般市民による）脳卒中症状の早期認識が重要であることを留意し，PSLS の知識・技術を市民向けの講習での啓発・広報に活用することが PSLS の究極の目的であると考える。

〔奥寺　敬〕

4. PSLS と PCEC，JPTEC

　プレホスピタルケアの標準化がわが国に取り入れられるようになった端緒は，アメリカ心臓協会（AHA）の ACLS を模したコースが国内で 1990 年代に開催されはじめたことにさかのぼる。『国際的ガイドライン 2000』の普及とともに全国にその輪は広がって，AHA の BLS，ACLS が国内で受講できるようになり，日本救急医学会により国内版 ACLS ともいうべき ICLS が創始されるに至った。AHA の ACLS には脳卒中のプログラムも含まれているものの，これらのコースは心肺蘇生法教育コースと認識されることが多く，意識障害や脳卒中に対応するプログラムにはなり得ていない。

　一方，外傷に対するプレホスピタルケアの充実を図って，BTLS-Japan，PTCJ といったコースが 2000 年頃より国内で開催されるようになり，「防ぎ得た外傷死の撲滅」を謳い文句に，2003 年に BTLS-Japan，PTCJ 大同団結のもと，JPTEC が創始された。JPTEC は，メディカルコントロールの充実とともに，外傷病院前救護活動プロトコールの骨子として全国の消防組織，救急現場に受け入れられてきた。そもそも外傷を対象としたプログラムであることから，内因性の意識障害や脳卒中に JPTEC をそのまま対応させることは不可能であるが，状況評価，初期評価，全身観察，車内活動といった救急現場での観察，評価の手順，思考法は，内因性疾患に対しても共通すると考えられる。

　2007 年に rt-PA 治療が国内で可能になったことを受けて，PSLS（Prehospital Stroke Life Support）が「防げ！寝たきり」（preventable stroke mortality & morbidity）を目標に，脳卒中患者に対するプレホスピタルケア標準化プログラムとして創始された。さらに，2008 年には，意識障害を呈する傷病者の病態を適切に観察し，適切な応急処置を行いながらその原因を考え，適切な医療機関を選定するためのプレホスピタル標準化プログラムとして，PCEC（Prehospital Coma Evaluation & Care）が「防ぎ得た後遺症の減少」（preventable sequelae）を目的に世に送り出された。PSLS，PCEC はともに日本臨床救急医学会が中心になって作成されたプログラムであるが，創始にあたって活動手順は JPTEC に準拠して作成された。

　2014 年から開始された救急救命士による特定行為の拡大に伴い，意識障害患者の血糖測定，ブドウ糖静注，ショック患者への心停止前輸液がプレホスピタルで可能になった。この一連の変化に応じて PSLS，PCEC のコースガイドブックを改訂することになったが，今回の改訂にあたっても，JPTEC に準拠した活動手順は踏襲することとした。

　PSLS，PCEC，JPTEC の内容の相違点と強調点を表 II-8 に示す。

現在，日本臨床救急医学会では，内因性疾患に対するプレホスピタル標準化プログラムとして PEMEC（Prehospital Emergency Medical Evaluation and Care：仮称）を検討中である。また，日本熱傷学会では，外傷のなかでも特殊な病態である熱傷のプレホスピタル標準化プログラムとして PBEC（Prehospital Burn Evaluation & Care）を 2015 年より開始する。外傷は JPTEC，そのなかでもとくに熱傷は PBEC。内因性疾患は PMEC，そのなかでもとくに意識障害は PCEC，脳卒中は PSLS。といった形が，わが国のプレホスピタル標準化プログラムのスタンダードになると見込まれる。

〔松田　潔，PSLS 委員会〕

表Ⅱ-8 JPTEC, PCEC, PSLS の相違と特徴

	JPTEC
標準化の概念	防ぎ得た外傷死の予防 (preventable trauma death)
情報収集での key word	高エネルギー外傷 ・同乗者の死亡 ・車に轢かれた ・5m 以上跳ね飛ばされた ・車が高度に損傷している ・救出に 20 分以上要した ・バイクと運転手の距離が離れている ・自動車と歩行者や自転車との衝突 ・機械器具に巻き込まれた ・体幹部が挟まれた ・車から放り出された ・車の横転 ・高所墜落
状況評価	感染防御, 資器材確認, 現場の安全確認, 初期トリアージ, 応援要請
初期評価	1. 頸椎保護　2. 気道の評価　3. 呼吸の評価 4. 循環の評価　5. 意識レベルの評価
ロード＆ゴー	外傷において生命に関係のない部位の観察や処置は極力省略し, 搬送時間を短縮する概念。受傷 1 時間以内での治療を開始
情報収集	GUMBA 聴取は病院到着までに実施
判断	ショックを考慮
全身観察	頭部からつま先へ, 腹側から背側へ タフな開緊, 血をみるぞ
評価	ロード＆ゴーとすべきか評価
医療機関選定	重症外傷の対応可能施設 トラウマ・バイパス
ファーストコール	年齢, 性別, MIST, 特定行為指示
特定行為	輸液を考慮
搬送	全脊柱固定
車内活動	酸素切り替え, モニター装着, 保温, 医療機関連絡など
活動時間の目安	全身観察は 2 分以内, 現場活動時間は 5 分以内を目標
医療機関へのお願い	オーバートリアージの容認

PCEC	PSLS
防ぎ得た後遺症の減少 (preventable sequelae)	脳卒中後遺症の減少，「防げ！寝たきり」 (preventable stroke mortality & morbidity)
ハイリスク意識障害 ※以下に伴う意識障害 【A：気道】 ・食事中，せき込んだ後，チアノーゼあり 【B：呼吸】 ・陥没呼吸，不規則な呼吸，異常呼吸様式 【C：循環】 ・皮膚の冷汗・湿潤・蒼白または頻脈，胸背部痛を伴う 【D：神経症状】 ・刺激しても開眼しない，激しい頭痛や上下肢の運動麻痺を伴う 【E：環境，痙攣】 ・体が熱いまたは冷たい，痙攣が続いている 【F：複数】 ・意識障害を有する傷病者が複数存在する	脳卒中が疑われる症状 ・通常身体の一側の脱力，不器用さまたは重い感じ ・通常身体一側の知覚低下，ビリビリ感や異常知覚 ・言語了解や発語の障害（失語症）や不明瞭言語（構音障害） ・痛みのない一眼の視力消失，しばしば「カーテンが下がる」と表現される ・安静時にも持続するぐるぐる回転するような感じ。めまいのみでは非血管性の疾患のありふれた症状である。したがって，少なくとも１つの一過性脳虚血発作あるいは脳梗塞の症状も存在することが必要 ・平衡感覚の悪化，歩行時のつまずき，よろめき，身体一側の協調運動障害
加えて，現場の状況の観察，外傷の否定	加えて，目撃者からの正確な発症時刻の聴取
心肺停止，気道，呼吸，循環の異常（ABCの異常）が認められないときは，神経症状（D）の評価を行う	
気道閉塞，JCS Ⅲ桁で処置を行っても気道確保が困難な場合，呼吸数または呼吸様式の異常を伴う場合，橈骨動脈で脈拍触知不可 ABCの異常からの内因性ロード＆ゴー，Dの異常（脳ヘルニア徴候）からの内因性ロード＆ゴー	
問診（BAGMASKの聴取）	
CPSS評価→全身観察（PCEC）か重点観察（PSLS）か判断 ショックを考慮 低血糖を考慮→血糖測定	
頭部からつま先へ 意識障害と結びつく所見の観察	神経症状の重点観察 脳卒中スケールの評価
意識障害の原因を評価 日本語版 AIUEOTIPS「まずい！いしきにしょうがい，ためして酸素」を考慮	血栓溶解療法の適応か評価 軽症脳卒中，麻痺のない傷病者に留意
高次救急病院，集中治療が可能な医療機関，CT検査が可能な医療機関，かかりつけ医	脳神経外科手術が可能な医療機関，t-PA療法が可能な医療機関（ストローク・バイパス）
年齢，性別，MIST，特定行為指示	加えて，S（Stroke scale）＝（脳卒中スケールの評価），T（Time）＝発症時刻
輸液，ブドウ糖静注を考慮	
固定は不要。緊急安静搬送（Hurry but Gently）を考慮	
JPTECに準拠	
観察開始から終了まで10分以内を目標	
ワイドトリアージの容認	

5. 緊急度判定体系と救急救命士特定行為

1 緊急度判定体系とは

　緊急度判定体系は消防庁の企画事業が提唱する仕組みで，その検討は「救急需要対策に関する検討会」（平成17年度，消防庁）に端を発する。救急傷病者の緊急度をできるだけ正確に判定し，緊急度の高い傷病者を優先して医療機関へ搬送することによって，近年の救急需要の増大に伴う現場到着時間や現場活動時間の延長に対応することを目的とする。「家庭自己判断プロトコル」，「電話相談プロトコル」，「119番通報プロトコル」，「救急現場プロトコル」の4種類のプロトコルがあり，傷病者が発生した現場から医療機関に至るまでの各段階で，傷病者の緊急度を緊急（赤），準緊急（黄），低緊急（緑），非緊急（白）の4段階に分類する（表Ⅱ-9）。「救急現場プロトコル」では，「緊急（赤）」はさらに「赤1」と「赤2」に細分される。これらのプロトコルは，カナダの緊急度判定基準である「The Canadian Pre-hospital Acuity Scale（CPAS）」や「救急搬送における重症度・緊急度判断基準（救急振興財団）」，「JPTEC」などを参考にして作成された。それぞれに成人用と15歳以下の小児用とがある。

2 緊急度判定体系における救急現場プロトコル

　救急現場プロトコル（図Ⅱ-3）は，救急隊員が傷病者を直接観察した結果に応じて緊急度を判定するための手続きを示す。
　1次補足因子は生理学的な指標であるバイタルサイン（第1段階）と，非生理学的な3つの指標，すなわち，痛みの性状・程度，出血性素因の有無，受傷機転（第2段階）に基づいて，「赤」に該当する傷病者を抽出する。1次補足因子の段階で「赤」に該当しない場合には，つづく2次補足因子に照らし合わせて「赤」「黄」「緑」「白」に分類する。二次補足因子は，呼吸困難，動悸，めまい，腰痛，外傷など，16種類に及ぶ主訴（または主たる徴候）ごとに，緊急度判定のために検討すべき項目として，呼吸，循環，意識，発熱および主訴に特異的な複数の症候が列挙されており，これらの項目に該当するか否かよって緊急度を判定する。

表Ⅱ-9 緊急度判定の各段階における緊急度の分類

緊急度	定 義	家庭自己判断電話相談	119番通報	救急現場
赤（緊急）	◆すでに生理学的に生命危機に瀕している病態。 ◆病態が増悪傾向にあり，急激に悪化，急変する可能性のある病態。※痛み等のがまんできない訴え，症状についても考慮。バイタルサイン異常，ひどい痛み，病態の増悪傾向，急変の可能性を総合的に考える。	赤に同じ	【R1】極めて医学的判断・処置の必要性が高く，その開始までの時間に急を要する状態。 【R2】医学的判断・処置の必要性が高く，その開始までの時間に急を要する状態。 【R3】医学的判断・処置の必要性はR2より低いが，迅速な到着と搬送が必要な状態。	【赤1】生命または四肢を失う恐れがある状態（または差し迫った悪化の危険がある状態）であり，積極的な治療が直ちに必要な状態。 【赤2】潜在的に生命や四肢の機能を失う恐れがあるため，迅速な治療が必要な状態。
黄（準緊急）	◆2時間を目安とした時間経過が生命予後・機能予後に影響を及ぼす病態。 ※痛み等のがまんできない訴え，症状についても考慮	黄に同じ	【Y1】医学的判断の必要性は高いが，R2・3ほどの迅速性は必要ない状態。 【Y2】医学的判断の必要性はR1～Y1ほど高くないが，医療機関への搬送が必要な状態。	黄に同じ
緑（低緊急）	◆上記には該当しないが，診察が必要な病態。	緑に同じ	緑に同じ	緑に同じ
白（非緊急）	◆上記に該当せず，医療を必要としない状態。	白に同じ	白に同じ	白に同じ

〔消防庁：平成25年度緊急度判定体系に関する検討会報告書. 2014. より引用〕

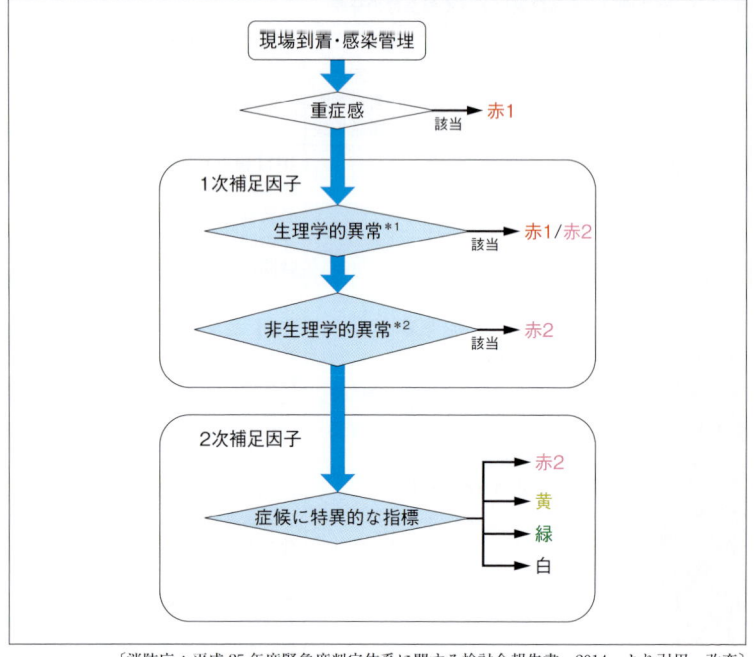

```
現場到着・感染管理
    ↓
   重症感 ──該当→ 赤1
    ↓
┌─ 1次補足因子 ──────────┐
│  生理学的異常*1 ──該当→ 赤1/赤2 │
│     ↓                  │
│  非生理学的異常*2 ──該当→ 赤2  │
└────────────────────┘
    ↓
┌─ 2次補足因子 ──────────┐
│  症候に特異的な指標 →→ 赤2    │
│                   →→ 黄     │
│                   →→ 緑     │
│                   →→ 白     │
└────────────────────┘
```

〔消防庁：平成25年度緊急度判定体系に関する検討会報告書.2014.より引用・改変〕

[*1] 重度呼吸障害（$SpO_2 ≦ 92\%$），循環動態不安定，GCS 13点以下（JCS2以上），体温≧38℃で敗血症・免疫不全
[*2] 疼痛：痛みの性状と程度に応じて判定する，出血性素因：先天性出血性疾患や抗凝固薬服用の有無に応じて判定する，受傷機転：高リスク受傷機転の有無に応じて判定する

図Ⅱ-3　救急現場プロトコル

3　救急現場プロトコルの精度

　救急隊員は限られた情報と時間のなかで緊急度を判定するため，完璧な精度を求めることはできない．医療機関での検査や処置などをもとに医師が判定した緊急度と，救急現場プロトコルを用いて救急隊員が現場で判定した緊急度との関係を表Ⅱ-10に示す．

　青色はオーバートリアージ，オレンジ色はアンダートリアージを示す．医療機関で「赤」と判定された179名のうち約98％に相当する175名が救急隊員によって正しく「赤」と判定されている．医療機関で「赤」と判定されたが，救急隊員による判定は「赤」以外（アンダートリアージ）であった傷病者4名についても，救急現

表Ⅱ-10 救急現場プロトコルの判定精度

		医療機関収容後に判定した緊急度			
		赤	黄	緑・白	合計
救急現場	赤	175	829	333	1,337
	黄	2	180	110	292
	緑	1	113	96	210
	白	1	135	121	257
	合計	179	1,257	660	2,096

〔消防庁:平成25年度緊急度判定体系に関する検討会報告書. 2014. より引用・改変〕

場プロトコル作成班の検証によれば,疼痛の評価が適切に行われる限り正しく「赤」と判定されていたはずと考えられており,「赤」の判定に関しては十分な感度が得られている。ただし,救急隊が「赤」と判定した傷病者が,医療機関でも「赤」と判定される割合,すなわち救急隊による「赤」判定の陽性的中率は約13%(1,337名中の175名)にとどまっている。アンダートリアージを避けるためには陽性的中率は低くならざるを得ないとはいえ,プロトコルのさらなる改良によって陽性的中率を上げる努力が望まれる。医療機関で「黄」と判定された1,257名のうち,救急隊によって「赤」または「黄」と判定された傷病者は1,009名で,「黄」傷病者の約20%においてアンダートリアージが発生している。これらの一部は疼痛評価の精度を上げることや,プロトコルの一部改善で対応可能であると考えられている。

4 救急現場プロトコルと特定行為

　救急現場プロトコルは緊急度判定のための手順であり,傷病者の病態に応じた処置・搬送の手順を規定するものではない。たとえば,「赤」と判定された傷病者は「緊急に搬送する必要がある」とされているが,このような傷病者の多くは,搬送以外にも緊急の呼吸・循環管理を要することが多い。とくに救急救命士の特定行為の対象となる傷病者はショックや意識障害,心停止をきたした傷病者であり,緊急度は「赤1」である。この場合,特定行為を行うタイミング,すなわち傷病者の搬送開始前に特定行為を行う(現場滞在時間が延長する)か,搬送開始後に行う(特定行為の開始が遅れる)かが問題となる。これについて,議論の余地がもっとも小さいのは心室細動を呈する心停止傷病者に対する電気的除細動と,ショックを呈する外傷傷病者への静脈路確保・輸液であろう。前者は現場(傷病者の搬送開始前)で行うのが,後者では救急車による搬送を開始した後に行うのが大原則である。心停止傷病者に対するアドレナリン投与については,早期の自己心拍再開を目指して現場で行うべきか,あるいは現場滞在時間の短縮を優先して救急車の出発後に行うべ

きか，依然として議論の対象である。心停止発生の現場状況や収容先医療機関までの予想搬送時間などに応じて異なった対応が求められるのであろう。また，低血糖による意識障害に対するブドウ糖投与のタイミングについても，地域メディカルコントロール協議会ごとに多少の差異が生まれるものと思われる。

5　緊急度判定体系における PSLS と PCEC

　緊急度判定体系の救急現場プロトコルは対象として救急傷病者全般を網羅するが，判定するのは緊急度のみである。各緊急度に応じた対応は主たる症候や地域の医療資源や地理的環境によって異なるため，一律の対応を提示するのは困難である。一方，対象を麻痺や意識障害を呈する傷病者に限定する代わりに，緊急度の判定のみならず，その後の処置の流れも含めて標準化したのが PSLS や PCEC のプロトコルである。緊急度判定体系の救急現場プロトコルでは，「赤 1」または「赤 2」に該当する傷病者を単に「緊急に搬送する必要がある」とするのに対し，PSLS や PCEC のプロトコルでは，概ね「赤 1」に該当する傷病者を内因性ロード＆ゴーと規定し，以後の評価・処置を中断してただちに搬送を開始すると規定したうえで，概ね「赤 2」に該当する傷病者に対してはその後の観察・処置の手順を提示している。PSLS や PCEC 以外で症候や病態別の評価・処置の流れを示すプロトコル（あるいはアルゴリズム）としては，心停止に対する BLS・ALS や外傷に対する JPTEC・JATEC が代表的である。日本臨床救急医学会ではさらに多くの症候や病態に対するプロトコルを含めて体系化し，PEMEC（Prehospital Emergency Medical Evaluation and Care：仮称）とする作業を進めており，消防庁による緊急度判定体系の救急現場プロトコルと整合して運用されることになるものと思われる。

〔畑中哲生〕

III

PSLS の実際

Ⅲ部 PSLS の実際

1. PSLS プロトコール

　脳卒中は，大きく虚血性病変（脳梗塞：脳血栓や脳塞栓）と出血性病変（脳出血やくも膜下出血）に分けられる。本 PSLS は，脳卒中全般を対象とした「病院前医療の標準化」を目指したプロトコールである。

　心筋梗塞に対しハートアタックという言葉があるように，脳卒中にも同様にブレインアタックという言葉がある。また，"Time is brain"（時は脳なり）という文は 1 分 1 秒の判断の遅れが，傷病者の一生を決めてしまうことを表現している。

　脳卒中に対する超急性期の適切な治療システム構築の一環として『PSLS ガイドブック』が出版された。脳卒中は多様な病態を含み，あらたな治療法・治療薬の開発が進められているが，脳卒中治療の中心となるのは，依然として超急性期脳梗塞治療法としての rt-PA（遺伝子組換え組織プラスミノゲン・アクティベータ）による血栓溶解療法である。しかしながら，脳卒中は前述したように虚血性または出血性の多様な病態を含む。また，脳卒中には呼吸，循環の異常をきたす重症例も多く含まれるので，傷病者の状態によっては急性意識障害としての対応，つまり PCEC の適用が妥当な場合もある。さらに，新たに加わったショックや低血糖に対する特定行為による処置拡大は，脳卒中または急性意識障害とのかかわりもあるため，今回改訂された PSLS アルゴリズムは，rt-PA の適応候補の脳梗塞を中心に類似の症候をもつ出血性脳卒中や鑑別を要するその他の疾患，または特定行為にかかわる疾患を考慮したものとなった。

　救急隊員は，脳卒中が原因となって生じる重度の後遺障害を阻止すべく，「防げ！寝たきり」"preventable stroke mortality & morbidity" を目標に，適切な医療機関へ適切な時間内に搬送するという重要な役割を担っている。救急隊員の現場活動と搬送医療機関との連携を円滑にする目的で，急性意識障害を対象とした PCEC（Prehospital Coma Evaluation & Care）と合わせて PSLS（Prehospital Stroke Life Suppout）を活用していただきたい。

　PSLS のアルゴリズムを図Ⅲ-1 に，その詳細説明表を表Ⅲ-1 に示す。

1 Step 1：状況評価

　PSLS/PCEC における状況評価とは，意識障害を呈する傷病者や脳卒中が疑われる傷病者に関する通報を受けたときから傷病者接触までの活動を指し，その目的は適切な現場活動を行うための態勢作りにある。

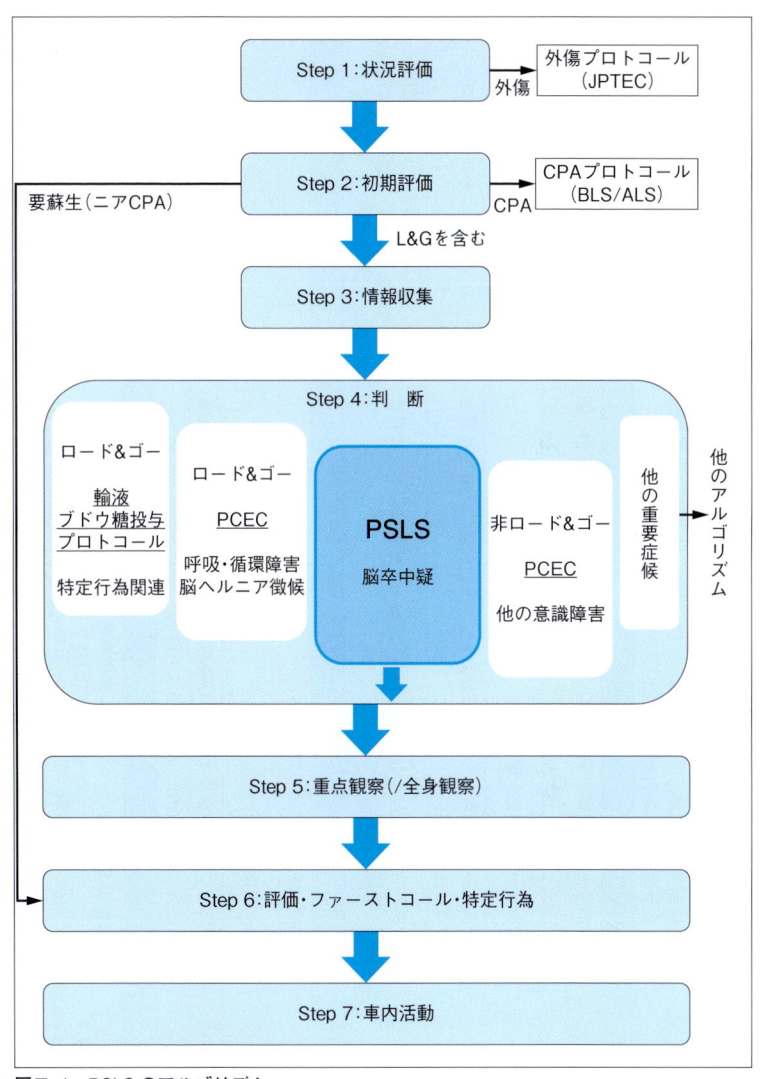

```
                                        外傷
          Step 1：状況評価  ──────→  外傷プロトコール
                   │                    （JPTEC）
                   ▼
                                        CPA
要蘇生（ニアCPA）── Step 2：初期評価 ──→ CPAプロトコール
    │              │                    （BLS/ALS）
    │              │ L&Gを含む
    │              ▼
    │          Step 3：情報収集
    │              │
    │              ▼
    │          Step 4：判　断
    │
    │   ロード&ゴー    ロード&ゴー                非ロード&ゴー   他
    │                                                          の
    │    輸液         PCEC         PSLS           PCEC         重   → 他のアルゴリズム
    │   ブドウ糖投与                                             要
    │   プロトコール   呼吸・循環障害  脳卒中疑    他の意識障害   症
    │                脳ヘルニア徴候                              候
    │   特定行為関連
    │              │
    │              ▼
    │          Step 5：重点観察（/全身観察）
    │              │
    │              ▼
    └────────→ Step 6：評価・ファーストコール・特定行為
                   │
                   ▼
               Step 7：車内活動
```

図Ⅲ-1　PSLS のアルゴリズム

表Ⅲ-1 疾病傷病者への対応プロトコル説明図

Step 1：状況評価	
	①通報者情報の確認，②感染防御，③携行資器材の確認，④現場確認，安全確保，⑤傷病者数の確認 →外傷なら「外傷のプロトコール」へ

Step 2：初期評価（できるだけ同時に評価）		
①A 意識と気道の評価	異常あり（気道閉塞，気道狭窄）→気道確保，吸引，酸素投与，心電図，SpO₂モニター	→改善なければ「内因性 L & G」・Step 3〜5の適宜簡略化
②B 呼吸の評価	異常あり→補助換気，酸素投与，心電図，SpO₂モニター	→改善なければ「内因性 L & G」・Step 3〜5の適宜簡略化
③C 循環の評価	異常あり→酸素投与，心電図，SpO₂モニター，必要に応じて器具を用いた血圧の測定	→ショックなら「ショックのプロトコール」へ
④D 神経症状の評価	異常あり→酸素投与，心電図，SpO₂モニター，必要に応じて器具を用いた血圧の測定	→脳ヘルニア徴候（表Ⅲ-4）を認めたら「内因性 L & G」・Step 3〜5の適宜簡略化

Step 3：情報収集	
①病歴・既往歴その他	BAGMASK などにより情報収集
②1次補足因子第2段階（p.32参照）	疼痛，出血性素因
③バイタルサイン	必要に応じてバイタルサイン（呼吸数，脈拍数，血圧，体温，意識レベル）の再確認
④脳卒中の可能性	必要に応じて CPSS/ドロップテスト評価

Step 4：判断				
優先する症候・プロトコールの選択	増悪するショック	意識障害（JCS≧10 を目安）糖尿病の既往を考慮	左記以外の内因性 L & G	脳卒中の疑い	左記以外の意識障害
	クラッシュ症候群				
	静脈路確保の判断※1	血糖測定の判断※1			

40　Ⅲ部　PSLS の実際

分類	輸液プロトコール(PCEC 輸液)	ブドウ糖投与プロトコール(PCEC ブドウ糖投与)	PCEC	PSLS	PCEC
Step 5：		5a 全身観察		5b 重点観察	5a 全身観察
身体・神経所見	バイタルサイン（1 次補足因子第 1 段階） 再確認（呼吸障害，循環動態不安定，意識障害，体温 38℃以上で敗血症・免疫不全）				
	2 次補足因子（重症感，バイタルサイン，非生理学的指標以外の症候に特異的な指標）による緊急度判定				
注意すべき重要項目	心原性ショックの有無	穿刺のリスク	内因性 L&G	脳卒中症候(KPSS など)	随伴する身体所見
Step 6：評価・ファーストコール・特定行為					
病態・状況の評価	輸液適応例	低血糖例	内因性 L&G	病院前脳卒中スケールの結果	"まずい，いしきにしょうがい，ためして酸素"
MIST	○	○	○	○	○
オンライン報告，指示	救命士報告と指示要請	救命士報告と指示要請			
特定行為の確保	静脈路確保	静脈路確保			
	輸液	ブドウ糖の静注			
搬送機関選定	プロトコールに従う		三次施設または脳卒中施設	脳卒中施設	二次以上の施設
Step 7：車内活動					
車内収容時の対応，継続観察，セカンドコール（必要時），緊急安静搬送	○	○	○	○	○
重要項目	呼吸・循環の変化	意識の変化と血糖値	呼吸・循環の変化	意識・麻痺の変化	意識の変化

1. PSLS プロトコール

1）通報者情報の確認

119番通報を受けた指令係員は，最初に以下の3つの質問によって傷病者の状態を把握する。反応がない場合や呼吸が正常でないと思われるときは，応急手当のための口頭指導を開始すべきである。

<質問内容>

- （傷病者は）話ができますか？
- （傷病者に）肩を叩いて呼びかけたときにどんな反応がありますか？
- （傷病者は）普段どおりの呼吸をしていますか？

通報内容から意識障害が疑われる場合は表Ⅱ-2のハイリスク意識障害を念頭において発症状況の聴取を迅速に行い，これにかかわる情報は速やかに救急隊に伝える。次に，表Ⅱ-5に示した"脳卒中が疑われる"症状や言葉に注意する。また，通報者が表現のしかたで混乱している場合には，あらかじめキーワードとなる言葉を用意しておき，それらの有無について確認するように配慮する。出動する救急隊には，あらかじめこれらの情報を伝える。

2）感染防御

感染防御についての基本「自らの安全は自らが守る」に従い，現場に到着する前に標準予防策を実施しておく。また，汚れた手袋は適宜交換するとともに，使用済みのものは感染性廃棄物として適切に廃棄する。喀血や喀痰などから飛沫感染が疑われる場合にはサージカルマスクを，結核など空気感染が疑われる場合にはN95マスクを着用する。

<標準予防策>

手袋，ゴーグル，マスク，耐水ガウン，必要により防毒マスク，防毒衣など

3）携行資器材の確認

資器材は119番通報時の情報および指令センターからの追加情報をもとに，現場に到着するまでに準備を整える。呼吸，循環に悪影響を及ぼした際に迅速に対応できるように，呼吸管理セット，除細動器，輸液・静脈路確保一式，血糖測定装置などを準備し，必要に応じて外因性傷病者の対応資器材等を加える。

<内因性疑いの場合>

- 呼吸管理セット（バッグバルブマスク，高濃度酸素マスク，酸素ボンベ，各種エアウエイ，吸引器，喉頭鏡，マギール鉗子など）
- 除細動器

- 観察用具（聴診器，ペンライト，心電図モニター，パルスオキシメータ，体温計など）
- 輸液セット
- 簡易血糖値測定セット

4) 現場確認，安全確認，傷病者数の確認

現場の安全確認は，119番通報受信時から開始されなければならない。指令係員と救急隊や消防隊はおのおのの役割を十分に認識し，強力な連携態勢をとらなければならない。とくに現場の安全に関する情報は，リアルタイムに伝達し共有することが大切である。

①傷病者接触前の調査
　　・関係者の確認と情報収集
②安全の確認
③原因（メカニズム）の調査
　　・現場の状況の観察
　　・薬物，空の薬物シート，毒物の有無の確認など
④傷病者数の調査

2　Step 2：初期評価（生理学的評価）

初期評価の目的は，蘇生処置の必要性と内因性ロード＆ゴー（L & G）の適応を生理学的所見から迅速に判断することである。気道（A），呼吸（B），循環（C）について評価を行い，表Ⅱ-3の項目のいずれかに該当する場合には内因性L & Gと判断する。また，ABCが安定している傷病者でも神経症状の評価（D）で，異常肢位（除脳肢位，除皮質肢位），意識レベルⅢ桁またはⅡ桁（JCS）で瞳孔不同などの脳ヘルニア徴候（表Ⅱ-4）を認めたならば，同様に内因性L & Gと判断する。

〈初期評価の流れ〉
1. 外傷による頸部損傷などが否定されるまで用手的頸椎保護
2. 気道，呼吸，循環の評価（必要に応じて心電図モニター・SpO_2装着と測定，血圧測定）
3. 必要に応じた処置（気道確保，酸素投与，補助人工呼吸，心肺蘇生）
4. 内因性L & Gの適応の判定（ABCから）
5. 中枢神経系の評価
6. 内因性L & Gの適応の判定（Dから）

表Ⅲ-2 異常呼吸様式

	呼吸様式名	説明	呼吸パターン
1	正常呼吸＋ため息	中心性テントヘルニアまたは間脳の側方偏位で出現[1]	
2	中枢性過呼吸	鈎ヘルニアの後期，テント切痕ヘルニアの中脳・上位橋期に出現[1]	
3	失調性呼吸	テント切痕ヘルニアの下位橋・延髄期に出現[1]	
4	チェーン-ストークス呼吸	低換気後しだいに大呼吸となり，再びしだいに低換気となる呼吸を規則的に繰り返す。心・肺疾患の睡眠時や脳ヘルニアの過渡期で生じる[1]	
5	クスマウル大呼吸	大きく緩徐な呼吸が規則的に続く。糖尿病性ケトアシドーシス，エチレングリコール中毒などアシドーシスで認める[1]	
6	ビオー呼吸	頻呼吸と無呼吸を不規則に繰り返す失調性呼吸で，チェーン-ストークス呼吸と異なる。頭蓋内圧亢進，脳血管障害などで生じる[2]	

〔文献1），2）より引用・改変〕

1）意識と気道の評価

まずはじめに，大まかな意識レベルの評価と気道開通の評価を行う。この際，事前の状況評価などから外傷による頸椎損傷の可能性がある場合には，用手的頸椎保護を行う。

- 呼びかけ・痛み刺激に対する反応から，意識状態を大まかに把握
  → この時点ではJCSの桁数の把握のみでよい。
- 気道の評価
  → 発声があれば気道は開通し，応答が適切ならば意識も良好と判断する。しかし，異常呼吸音は異物や舌根沈下による気道狭窄を意味している可能性があり，注意を要する。
- 必要に応じて気道確保を指示（吸引，下顎挙上，頭部後屈あご先挙上など）。

2）呼吸の評価〔おおよその呼吸数と呼吸様式（パターン）〕

重症であるほど，呼吸状態が特異で不安定な場合が多い。できるだけ近づいた姿勢で呼吸状態を「見て」，呼吸音を「聞いて」，頬で「感じて」，注意深く観察する必要がある。とくに異常呼吸様式は病態判断につながるため，注意深く観察する（表Ⅲ-2）。

3）循環の評価

- おおよその血圧，脈拍数とリズム

  原則として橈骨動脈や頸動脈で脈拍を調べ，おおよその血圧を推測する。リズムについては不整がないかを中心に観察し，余裕があればクッシング現象やアダムス-ストークス発作のような脈拍延長の有無についても確認する。

- 傷病者の皮膚の状態（色・湿潤・乾燥・温度）

  末梢循環の状態を注意して観察する。

＜内因性L＆G！―ABCから―＞

初期評価で気道，呼吸，循環に異常を認め，必要な処置を行ったにもかかわらずバイタルサインの改善がみられない場合は「内因性L＆G」と判断し，以後のStepを適宜簡略化して医療機関への搬送を急ぐ必要がある（表Ⅱ-3）。一方で気道，呼吸，循環が安定し内因性L＆Gが否定されたならば，さらに詳細に呼吸数，脈拍数，血圧，体温などを測定する。

4）神経症状の評価

初期評価で気道，呼吸，循環が安定している場合には，以下の中枢神経の評価を行う。

(1) 詳細な意識レベルの評価

詳細な意識レベルの評価を，ジャパン・コーマ・スケール（JCS）やグラスゴー・コーマ・スケール（GCS）を用いて行う（p.94参照）。

【参考】エマージェンシー・コーマ・スケール（ECS）の使用も考慮するが，ここでは省略する（p.97参照）。

(2) 異常肢位（除脳肢位，除皮質肢位）の評価

除脳肢位（除脳硬直），除皮質肢位（除皮質硬直）は頭蓋内圧亢進の末期症状で脳幹障害が始まったことを意味し，脳ヘルニア徴候として内因性L＆Gと判断すべきである。GCSの最良運動反応では，除脳肢位はM2，除皮質肢位はM3に相当する。

(3) シンシナティ病院前脳卒中スケール（CPSS）による評価

顔面麻痺，上肢運動麻痺，構音障害の3症状の観察により，脳卒中の有無を判断する。CPSSの観察で1つでも陽性の場合は72％，3つ陽性の場合は85％脳卒中の可能性がある（表Ⅲ-3，p.174参照）。

(4) ドロップテストによる評価

重度の意識障害や失語などにより指示に従えない傷病者に対しては，ドロップテ

表Ⅲ-3　シンシナティ病院前脳卒中スケール（CPSS）

顔のゆがみ（歯を見せるように，あるいは笑ってもらう）
・正常 ― 顔が左右対称 ・異常 ― 片側が他側のように動かない
上肢挙上（閉眼させ，10秒間上肢を挙上させる）
・正常 ― 両側とも同様に挙上，あるいはまったく挙がらない ・異常 ― 一側が挙がらない，または他側に比較して挙がらない
構音障害（患者に話をさせる）
・正常 ― 滞りなく正確に話せる ・異常 ― 不明瞭な言葉，間違った言葉，あるいはまったく話さない

ストにより左右の運動麻痺の有無を評価する（図Ⅲ-2）。表Ⅲ-4に沿って正しい手順で観察する。

※英語ではhand drop testと記載されたり，わが国ではドロッピングテストと呼ばれていることもある。

(5) 瞳孔観察による評価

急性意識障害の評価に瞳孔観察はきわめて重要である（表Ⅲ-5）。瞳孔の左右差や対光反射の消失は，生命の危機が切迫していることを示す徴候であり，見逃してならない。

メモ：脳卒中の運動麻痺のみかた

救急活動における運動麻痺の観察は，バレー徴候とドロップテストで行う。脳卒中の麻痺の判定にも，これらを用いる（図Ⅲ-2）。バレー徴候の観察は，「両腕の手掌を上にして前方に水平に挙上させ，閉眼させ，そのままの位置を保つように命ずる」ことで行い，上肢の回内，しだいに落下する場合に「麻痺」と判定する。わが国でも多くの医師が同様の手技を用いている。一方で，血栓溶解療法の適応に用いるNIHSSでは，上肢の麻痺の評価は手掌を下にして（すなわち手背を上にして），左右の上肢につき別々に評価する。PSLSでは，手掌の向きはバレー徴候の観察に準拠する。ドロップテストは，意識障害のある傷病者の運動麻痺を客観的に観察する方法であり，「仰臥している状態で両側上肢を引き上げてから離し，落下の左右差をみる」方法で，早く落下するほうを「麻痺」と判定する。しかしながら，傷病者が運動麻痺を有していたとしても，必ずしも左右差を確認できるとは限らない。

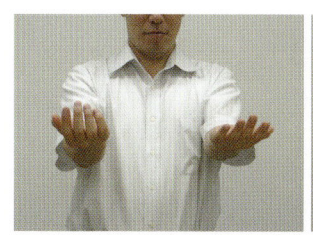

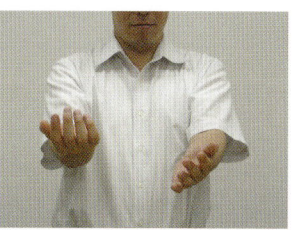

バレー徴候

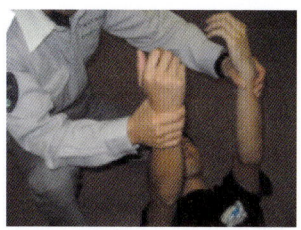

上肢ドロップテスト

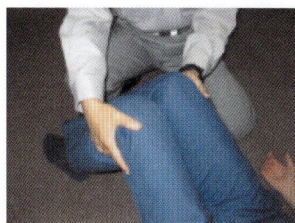

下肢ドロップテスト（膝立て試験）　　下肢外旋位

図Ⅲ-2　運動麻痺の観察

<内因性L＆G！―Dから―>
　脳ヘルニア徴候を認める場合には，内因性L＆Gと判断する（表Ⅱ-3）。

3　Step 3：情報収集

　意識障害の原因や脳卒中の病態を評価するうえで，病歴はきわめて有用な情報となる。また，質問に対する傷病者の受け答えの様子や会話内容から失語や構音障害の有無，精神症状，認知機能に関しての評価が可能である。意識レベルの低下した

表Ⅲ-4 ドロップテスト

上肢ドロップテスト
①仰臥位にする
②検者は左右の上肢を持ち上げて浮かす
③検者は同時に手を離す
＜判定＞ 　麻痺があれば麻痺側は健側よりも早く落ちる
下肢ドロップテスト（膝立て試験）
①仰臥位にする
②検者は下肢の両膝を立てさせる
③検者は同時に足を離す
＜判定＞ 　麻痺があれば麻痺側は急速に外側に回旋する

表Ⅲ-5 瞳孔の観察

＜手順＞
①両上眼瞼を手指で挙上する
②ペンライトを両眼の直上に置く
③スケールで瞳孔径を計測し左右差を確認する
④片眼ずつ外眼角から入光し、直接対光反射を確認する

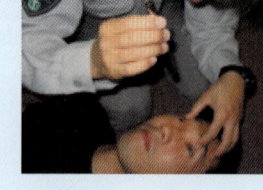

＜判定項目＞
①瞳孔サイズ，左右差
②対光反射の速度：迅速，緩慢，消失
③眼位の異常：共同偏視，他
④眼球運動の異常：眼振，他

傷病者からも，可能であれば早期に病歴聴取を試みる。傷病者本人だけでなく家族，知人，発見者などからも積極的に聴取する。救急隊活動の時間的制約を意識した無駄のない，かつ詳細な情報収集に努める。

問診などにより得られた情報は脳卒中かそれ以外の疾患かの重要な判断材料となる。とくに"突然に"，"急に"，"段階的に"などの発症様式は脳卒中を強く疑わせる有力な情報である。また，毒物や薬物を大量に摂取した，などといった脳卒中以外の原因を示す情報も鑑別には重要である。てんかんや精神疾患については本人や家族が積極的に情報提供しない可能性があり，慎重に聴取する。病歴などから外傷を否定し得るならば，後の「Step 5b：重点観察」で頸椎保護の解除が可能であるため，外傷の可能性も同時に確認する。

情報収集をもれなく迅速に行うためにも，BAGMASK や SAMPLE など一定の手

表Ⅲ-6　問診項目の覚え方（BAGMASK, SAMPLE, GUMBA）

BAGMASK（バッグマスク）
B：病気・病歴
A：アレルギー
G：時間とグルコース（発症時刻と糖尿病既往）
M：めし（最終食事摂取時刻）
A：ADL（日常生活動作）
S：主訴
K：薬（現在使用中の薬剤）

SAMPLE（サンプル）
S（Symptom and Search）症状と原因の検索
A（Allergy）アレルギーの有無＋ADL（日常生活動作）
M（Medication）薬物治療の有無
P（Present illness, Past illness）現病歴・既往歴の有無
L（Loss of consciousness/Last oral intake）意識消失の有無/最終食事摂取時間
E（Event preceding the incident）発症前の出来事

GUMBA（グンバ）
G：原因（事故のいきさつ）
U：訴え（主訴）
M：めし（最終食事摂取時刻）
B：病気・病歴（服用薬品を含む）
A：アレルギー

法を身につけることが推奨される（表Ⅲ-6）．また，問診のなかで，糖尿病の有無を確認することは必須である．低血糖が疑われる場合には，「Step 4：判断」で低血糖プロトコールに進む．

1）問診などによる情報収集の実際（BAGMASK）

(1) 病歴：Byoreki（現病歴，既往歴）

①現病歴
・初発症状は？（急性意識障害，頭痛，運動麻痺，言語障害，めまい，しびれ，など）
・発症様式は？（突然に，急に，段階的に，朝気づいたら，など）
・前兆や随伴症状は？
・発症時に頭部打撲など外傷の可能性は？
・症状は悪化したか，改善したか？

要領よく問診を行う．脳卒中や急性意識障害の傷病者では発語が低下する．また，聴取する側の意図が伝わらず要領を得ない内容になる場合には，会話を中断し趣旨に沿った文脈に修正することもやむを得ない．質問に対する理解が得られにくいと

1．PSLSプロトコール

きは，聴力障害，精神疾患，認知症，高次大脳機能障害などの可能性を考慮する。
　②既往歴
　・糖尿病，心・腎・肝疾患，てんかんなど治療中の慢性疾患はあるか？
　・外傷や脳卒中の既往はあるか？
　・入院歴・手術歴はあるか？
　・処方薬はあるか？

(2) アレルギー：Allergy

今までに抗菌薬，鎮痛薬，造影剤などの注射薬または内服薬や，食べ物でアレルギー反応（血圧低下，呼吸困難，皮疹，など）を生じたことがあるか？

(3) 時間と血糖：G-kan & Glucose

・発症時刻を特定できるか？
　できるだけ正確な時間を聴取する。脳梗塞疑いでrt-PA投与の適応となる可能性がある場合には，何時何分まで確認する。発症時刻を確認できない場合は，最終未発症確認時刻を確認する。
・低血糖の可能性はないか？
　同時にGはグルコース（ブドウ糖）も意味する。傷病者によっては低血糖により失語や片麻痺などの脳卒中様の症候を呈することがある。糖尿病の既往や血糖降下薬，インスリンの使用は特定行為のブドウ糖投与プロトコールへ進むキーワードである。

(4) めし（最終食事摂取時間）：Meshi（Meal）

最後に食事をしたのはいつかを聞く。搬送中の嘔吐の予測，医療機関での気管挿管その他のさまざまな処置や手術に際し，胃内容物の有無に関する情報は重要である。

(5) ADL（Activities of Daily Living）

ADLとは，日常生活動作と訳され，日常生活を送るために必要な基本動作の尺度を表す。既存の障害の程度を把握することは，新しく生じた症候を判断するうえで有用な情報となる。ADLには，食事，更衣，移動，排泄，入浴などの行動が含まれ，大まかには，①完全自立，②部分介助，③全介助などのレベルがある。

(6) 主訴：Shuso

傷病者の自覚する主な訴えを主訴という。傷病者がもっとも困っていること，もっとも強く訴えることは何かを確認する。病態や病名とは明確に区別する。

(7) 薬：Kusuri

現在使用している薬剤を確認する。投薬と既往歴には密接な関連があるため，既往歴を聞くと同時に投薬内容についても確認する。抗凝固薬（ワルファリン，NOACs，他）や抗血小板薬（アスピリン，チクロピジン，他）は脳卒中の既往や病態悪化を疑わせる薬剤であり，向精神薬，抗てんかん薬などは意識障害の病態を推測するうえで重要である。

4　Step 4：判断　脳卒中の疑いがあるか？

PSLS/PCECのアルゴリズムにおいては，「Step 1：状況評価」「Step2：初期評価」「Step 3：情報収集」の結果により，脳卒中疑い（PSLS）の判断を行うが，原則として以下の順番で特定行為候補と内因性L＆Gの意識障害についての判断を優先する。

1）特定行為候補
(1) 輸液プロトコール
Step 5a：輸液プロトコールへ進む（p.64参照）。

(2) ブドウ糖投与プロトコール
Step 5a：ブドウ糖投与プロトコールへ進む（p.65参照）。

2）内因性L＆G適応の意識障害（PCEC）
特定行為の適応とならない内因性L＆G適応の意識障害の場合には，Step 5aを含めてそれ以下のStepを適宜簡略化し，医療施設への搬送を急ぐ。出血性脳卒中による昏睡が疑われた場合，PSLSとしてStep 5bでの対応も考慮しながら，PCECとしてABCの安定化を優先してStep 5aへ進む。

3）脳卒中疑い（PSLS）
Step 1～3より上記1）2）が否定され，脳卒中疑いと判断したら，PSLSとしてStep 5bの神経学的観察を中心とした重点観察へ進む。プレホスピタルの段階で，救急隊員が出血性の脳卒中であるか虚血性の脳卒中であるのかを判断することは不可能である。しかしながら，①脳卒中の75.9％は脳梗塞であること，②"ワイドトリアージ"（p.20参照）の容認という立場から，出血性か虚血性かの判断にこだわる必要はない。

＜脳梗塞を疑う場合の確認事項＞
①発症時刻の確認

　急性脳梗塞患者への静脈内 rt-PA 投与は発症後 4.5 時間以内であるため，発症時刻は最重要確認項目の 1 つである。ここで発症時刻と発見時刻を区別する必要がある。例えば，「傷病者が朝起きてこないので，午前 7 時に家人がみにいったら，麻痺がみられた」という事例では，午前 7 時は発症時刻ではなく，発見時刻である。発症時刻には「何時何分」という分単位の精度が求められる。発症時刻を確定できないときは，「最終未発症確認時刻：いつもどおり元気にしている姿を最後にみた時刻」を確認する。

②rt-PA 投与対象外の確認

　表Ⅲ-7 のチェックリストのなかで，「禁忌」事項に該当する場合には，rt-PA の投与の対象にはならないことに注意する。

4）非内因性 L＆G の意識障害（PCEC）

　以上の病態の可能性が低いと判断された時点でその他の急性意識障害と判断し，PCEC として「Step 5a：全身観察」に進み，意識障害の原因検索を行う。

5　Step 5b：重点観察

　脳卒中が疑われ，バイタルサインが安定していれば，次に神経所見の観察を重点的に行う。

1）病院前脳卒中スケールによる評価

　KPSS（倉敷病院前脳卒中スケール），CPSS（シンシナティ病院前脳卒中スケール），MPSS，SPSS など，地域で決められた評価スケール（p.86 参照）を用いて定量的または定性的脳卒中評価を行う。KPSS は脳卒中の重症度を定量的に評価するためのスケールであり，NIHSS と相関する。KPSS 以外のスケールは定性的であり，PSLS では CPSS をその簡便性と信頼性から初期評価における脳卒中のスクリーニングとしても採用している。重点観察においては CPSS を再度使用することも含め，これらのスケールにより脳卒中の可能性をより正確に判断する。

2）頭頸部の観察

　初期評価の時点ですでに評価している項目については，省いてもよい。迅速かつ正確に評価できるようにトレーニングを積んでおく必要がある。

(1) 頭部の観察
・視診：顔面の左右差，顔貌

表Ⅲ-7 アルテプラーゼ静注療法のチェックリスト

適応外（禁忌）	あり	なし
発症～治療開始時刻 4.5 時間超	☐	☐
※発症時刻（最終未発症確認時刻）[　：　]　※治療開始（予定）時刻[　：　]		
既往歴		
非外傷性頭蓋内出血	☐	☐
1ヵ月以内の脳梗塞（一過性脳虚血発作を含まない）	☐	☐
3ヵ月以内の重篤な頭部脊髄の外傷あるいは手術	☐	☐
21日以内の消化管あるいは尿路出血	☐	☐
14日以内の大手術あるいは頭部以外の重篤な外傷	☐	☐
治療薬の過敏症	☐	☐
臨床所見		
くも膜下出血（疑）	☐	☐
急性大動脈解離の合併	☐	☐
出血の合併（頭蓋内，消化管，尿路，後腹膜，喀血）	☐	☐
収縮期血圧（降圧療法後も 185 mmHg 以上）	☐	☐
拡張期血圧（降圧療法後も 110 mmHg 以上）	☐	☐
重篤な肝障害	☐	☐
急性膵炎	☐	☐
血液所見		
血糖異常（＜50 mg/dl，または＞400 mg/dl）	☐	☐
血小板 100,000/mm³ 以下	☐	☐
血液所見：抗凝固療法中ないし凝固異常症において		
PT-INR＞1.7	☐	☐
aPTT の延長（前値の 1.5 倍 [目安として約 40 秒] を超える）	☐	☐
CT/MR 所見		
広汎な早期虚血性変化	☐	☐
圧排所見（正中構造偏位）	☐	☐

慎重投与（適応の可否を慎重に検討する）	あり	なし
年齢　81歳以上	☐	☐
既往歴		
10日以内の生検・外傷	☐	☐
10日以内の分娩・流早産	☐	☐
1ヵ月以上経過した脳梗塞（とくに糖尿病合併例）	☐	☐
3カ月以内の心筋梗塞	☐	☐
蛋白製剤アレルギー	☐	☐
神経症候		
NIHSS 値 26 以上	☐	☐
軽症	☐	☐
症候の急速な軽症化	☐	☐
痙攣（既往歴などからてんかんの可能性が高ければ適応外）	☐	☐
臨床所見		
脳動脈瘤・頭蓋内腫瘍・脳動静脈奇形・もやもや病	☐	☐
胸部大動脈瘤	☐	☐
消化管潰瘍・憩室炎，大腸炎	☐	☐
活動性結核	☐	☐
糖尿病性出血性網膜症・出血性眼症	☐	☐
血栓溶解薬，抗血栓薬投与中（とくに経口抗凝固薬投与中）	☐	☐
※抗 Xa 薬やダビガトランの服薬患者への本治療の有効性と安全性は確立しておらず，治療の適否を慎重に判断せねばならない。		
月経期間中	☐	☐
重篤な腎障害	☐	☐
コントロール不良の糖尿病	☐	☐
感染性心内膜炎	☐	☐

〔文献3）より引用・改変〕

＜注意事項＞
1. 1項目でも「適応外」に該当すれば実施しない
2. 1項目でも「慎重投与」に該当すれば，適応の可否を慎重に検討し，治療を実施する場合は患者本人・家族に正確に説明し同意を得る必要がある
3. 「慎重投与」のうち，下線をつけた4項目に該当する患者に対して発症3時間以降に投与する場合は，個々の症例ごとに適応の可否を慎重に検討する必要がある

表Ⅲ-8 緊急安静搬送 Hurry but Gently!（例）

分類	病態	症状・徴候	疑う疾患	起こり得る急変
A	気道狭窄	狭窄音，咽頭部痛	急性喉頭蓋炎	窒息
		狭窄音，咳き込み	気道異物	
B	換気障害	頻呼吸，喘鳴，膿性痰	肺炎	低酸素血症
		胸郭の動き，呼吸音の左右差	自然気胸	緊張性気胸による閉塞性ショック
C	不整脈	動悸	安定した心室頻拍	心室細動
			高度房室ブロック	心停止，心室細動
	大動脈病変	腰背部痛，片麻痺	大動脈解離	出血性ショック，脳梗塞
		腹痛，他	大動脈瘤破裂	出血性ショック
D	頭蓋内疾患	激しい頭痛・嘔吐	くも膜下出血	再破裂，脳ヘルニア
		中枢性めまい	小脳出血，椎骨脳底動脈解離	再出血，脳ヘルニア
E	体温異常	低体温	偶発性低体温症	心室細動
		高体温	熱中症，脳炎・髄膜炎	痙攣
その他	頸髄損傷	四肢麻痺	頸髄損傷	呼吸停止

・触診：頭皮手術痕の有無，開頭術や脳室腹腔短絡術（シャント術）の有無

(2) 眼の観察
・視診：瞳孔径，散瞳，縮瞳，瞳孔不同，対光反射，共同偏視の有無

(3) 頸部の観察
・触診：項部硬直，髄膜刺激症状の有無
・外傷による頸椎損傷が否定されれば，用手的頸椎保護を解除する。

3）再評価

　神経所見の重点観察などで表Ⅲ-8にある項目がみられたら"緊急安静搬送；Hurry but Gently!"と判断する。とくに大動脈解離による脳梗塞やくも膜下出血などでは，バイタルサインや意識レベルが一見安定しているようにみえても搬送中に急変することがあるので，とくに愛護的な搬送を心がける必要がある。
　※特定行為などの特別な処置がなければ，傷病者接触から観察終了まで10分以内を目標とする！

<CPSS が陽性で低血糖を疑わせる場合の Step 5>

Step 4：判断において CPSS 陽性で脳卒中が疑われるが，同時に低血糖も疑われるときには，最初に血糖値を測定し，同時に全身観察により冷汗など低血糖症状の有無を確認する。低血糖であることが確定したら，オンラインでブドウ糖投与プロトコールに従う。同時に地域の病院前脳卒中スケールにより脳卒中についての評価を行う。

<緊急安静搬送 Hurry but Gently! の目安>

全身観察で表Ⅲ-8 にある項目を疑ったら，緊急安静搬送 Hurry but Gently での対応を考慮する。

<頸椎保護の解除>

傷病者本人や関係者の情報をもとに，状況評価において外傷を生じる余地がないときには頸椎保護に配慮する必要はない。しかし，外傷の可能性があれば Step 2 の初期評価の段階からの用手的頸椎保護が望ましい。その後，Step 4 の判断まで継続し，得られた情報や全身観察で外傷が否定されれば，Step 5 の段階で頸椎保護を解除する。

6 Step 6：評価・ファーストコール・特定行為

Step 1〜5 の重点観察までに得られた情報を総合的に評価して病態を判断し，医療機関の選定，医療機関への情報提供を効果的に行う。医療機関の選定についてはあらかじめ地域のメディカルコントロール協議会などによるルールに従って行う。

1）医療機関の選定

脳卒中においても外傷と同様に医療機関選定が重要であり，とくに脳梗塞が疑われ，発症時刻（または最終未発症確認時刻）から医療機関到着までの時間が 3.5 時間以内と想定される場合は，rt-PA の投与が可能な医療機関への搬送が求められる。その際，あらかじめ医療機関に rt-PA 投与の禁忌および慎重投与についても可能な範囲で情報提供する。

一方，出血性脳卒中では，重症例で初期評価の段階で内因性 L & G の適応となる例も多く，搬送開始の時点では重症ではなくとも，搬送途上の意識レベル悪化による気道狭窄の進行，嘔吐後の誤嚥や合併する肺水腫などによる呼吸不全，不整脈や心機能低下による循環不全を生じる可能性があり，これらについては脳神経系医療機関のほかに，三次医療機関も積極的に考慮する。

1．PSLS プロトコール

2) 医療機関への連絡，情報提供

　医療機関への情報提供は，"Time is brain" が示す通り，時間との戦いにおける最重要項目の1つである。脳梗塞の場合にはrt-PAの適応か否か，脳出血，くも膜下出血の場合には手術または血管内治療の適応になるか否かと，それぞれの治療を行う際に同意書をとる相手がいるかどうかが問題となるため，これらに関わる情報をできるだけ正確かつ早期に提供する必要がある。上記の通り，医療機関への連絡はStep 5bの重点観察が終了した後，または傷病者の車内収容後に行う。ただし，オンラインでの指示下に行う特定行為の適応の場合や，ただちに医師の指示が必要な場合はこの限りではない。

＜ファーストコール＞
- 年齢/性別
- MIST
    - M（Mechanism）：意識障害の推定原因や脳卒中の病態
    - I（Impairment）：症状（身体所見）
    - S（Sign & Scale）：バイタルサイン（ショック状態など緊急搬送の理由），脳卒中スケールの評価
    - T（Time & Treatment）：発症時刻，予想到着時刻，行った処置，既往歴，処方されている薬剤（とくにワルファリンなどの抗凝固薬）

＜救急隊員と病院内医療従事者との共通のキーワード＞
　傷病者の車内収容から医療機関到着までの迅速性は救急隊員からの簡潔な収容依頼とそれに対する医療機関の対応に大きく左右される。そのため，救急隊員と受け入れ側の医師はともに病院前医療（PSLS）と医療機関初期診療（ISLS）を理解し，共通のキーワードと手順で情報伝達を行う。
- 内因性 L＆G！
- ハイリスク意識障害
- 意識障害の評価法：JCSとGCS
- 脳卒中評価法：CPSS，他
- 第1報の報告内容：MIST
- 緊急安静搬送；Hurry but Gently!
- 特定行為の手順と内容

7　Step 7：車内活動

　傷病者を車内収容した直後から医療機関到着までに行う活動をいう。現場活動で行えなかった全身観察やモニターによる観察などを行う。原則として車内で行う

が，状況によっては車内収容前に行ってもよい．

1）車内収容時の対応
- 酸素切り替え（必要時）
  SpO_2が90％未満の場合に絶対適応
  病態に応じて酸素投与を考慮
- モニター切り替え
- バイタルサイン測定
- 内服薬の持参
- 情報提供者または親族など治療に際してのキーパーソン同乗

※同乗者について
　親族などのキーパーソンの存在は，病歴や発症前の状態確認のために重要であり，医療機関での治療に際しては必須である．緊急手術，血管内治療，rt-PAによる血栓溶解療法などの決定的治療に関しては，治療の危険性や合併症について家族に説明し，書面で承諾を得る必要がある．キーパーソンが救急車に同乗することが困難な場合には，できるだけ早期に搬送先医療機関へ向かうよう依頼する．

2）継続観察
　継続観察ではABCDの再評価を主体として，予測される病態の進展，行った処置の評価を医療機関に引き継ぐまで継続的に行う（表Ⅲ-11）．また，傷病者の状態や搬送時間などの状況，それまでに得られた情報から予測される病態の進展に注意しながら必要に応じた観察・処置を行う．
- ABCDの再評価
  A＝舌根沈下の有無，唾液・痰・吐物の有無，挿入したエアウエイの状態
  B＝呼吸数，呼吸様式，SpO_2
  C＝脈拍数，血圧，心電図
  D＝意識レベル，瞳孔，運動麻痺の評価
- 各種モニター情報の再評価
- 行った処置の再評価

※内因性L＆Gの場合，現場を出発後，可能なら搬送中に現場で行えなかった，
　または簡略化した重点観察や全身観察を行う．

3）セカンドコール（必要時）
　緊急度の高い傷病者や傷病者の急変時，または長時間搬送時にはセカンドコールで内容を追加報告することが望ましい．

1．PSLSプロトコール

【文献】

1) Posner JB, et al：Herniation syndromes：Intracranial shifts in the pathogenesis of coma. In：Plum and Posner's Diagnosis of Stupor and Coma. 4th ed, Oxford University Press, 2007, pp95-114.
2) Wijdicks EF：Biot's breathing. J Neurol Neurosurg Psychiatry 78：512-513, 2007.
3) 日本脳卒中学会脳卒中医療向上・社会保険委員会 rt-PA（アルテプラーゼ）静注療法指針改訂部会：rt-PA（アルテプラーゼ）静注療法適正治療指針第二版．脳卒中 34：443-480, 2012.

〔安心院康彦, PSLS 委員会〕

Ⅲ部　PSLS の実際

2. PCEC プロトコール

　急性意識障害の原因には，外傷を除くと，呼吸・循環の異常，脳卒中，感染症，代謝異常，機能的疾患，環境因子などがある。PCEC は，重症脳卒中を含む急性意識障害全般を対象とした「病院前医療の標準化」を目指したプロトコールである。

　2004 年に『脳卒中治療ガイドライン』が発表されて以来，脳卒中に対する超急性期の適切な治療システム構築の一環として『PSLS コースガイドブック』が出版された。続いて『PCEC コースガイドブック』が出版され，急性意識障害傷病者への病院前医療の骨格が示された。PCEC は脳卒中を含む，呼吸，循環の異常をきたす重症例をはじめ，多様な原因を有する意識障害傷病者への病院前対応が基本となる。そこに今回，輸液やブドウ糖投与に関する特定行為が新たに加わり，今回改訂された PSLS/PCEC 活動手順の概略を示したアルゴリズムは，PSLS では，rt-PA の適応候補の脳梗塞を中心に類似の症候を持つ出血性脳卒中や鑑別を要するその他の疾患，または特定行為にかかわる疾患を考慮したものとなり，PCEC においては観察による病態の鑑別や医療機関選定にとどまらず，現場での特定行為を組み込むものとなった。

　救急隊員は，脳卒中やその他急性意識障害の原因となる疾患により生じる重度の後遺障害を阻止すべく，「防げ！　寝たきり」"preventable stroke mortality & morbidity" を目標に，適切な医療機関へ適切な時間内に搬送するという重要な役割を担っている。

　PCEC のアルゴリズムを図Ⅲ-3 に，その詳細説明表を表Ⅲ-1 に示す。

1　Step 1：状況評価

　状況評価とは，意識障害を呈する傷病者に関する通報を受けたときから傷病者接触までの活動をいい，PSLS のアルゴリズムと共通している。

1）通報者情報の確認
2）感染防御
3）携行資器材の確認
4）現場確認，安全確認，傷病者数の確認

　以上 1）～4）は PSLS のアルゴリズムと共通している。

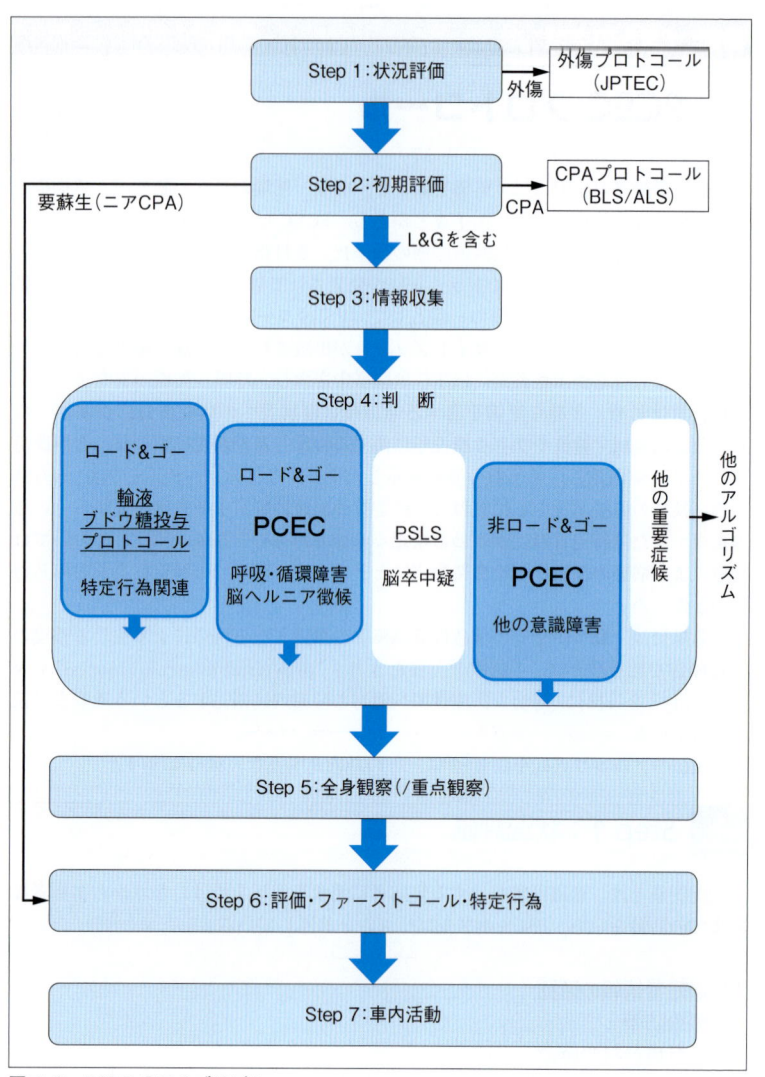

図Ⅲ-3 PCECのアルゴリズム

5）関係者からの情報収集

通常は安全確認後ただちに傷病者に接触するが，環境因子やガス中毒などの外因の可能性が否定できず安全確認に時間を要する場合には，傷病者にすぐに接触できないこともあり得る。その際には関係者から，状況に関する情報以外に，傷病者の状態について，どの程度の反応があるか，呼吸はしているか，など可能な限り聴取する。さらに時間に余裕がある場合には時間経過などについても確認し，以後の活動の参考にする。

6）初期トリアージおよび応援隊の要請

傷病者が多数発生している場合は，救急車を応援要請する。歩行不能者1名に対して救急車1隊を応援要請の目安とする。状況によっては，指揮隊やポンプ車隊の応援も考慮する。多数傷病者ではトリアージが必要になる可能性があり，また医師の応援要請も考慮する。傷病者の異常行動により自傷他害の恐れがあるときは，警察官を要請し，警察官とともに対応する。

2　Step 2：初期評価（生理学的評価）

初期評価の目的は，蘇生処置の必要性と内因性ロード＆ゴー（L＆G）の適応を生理学的所見から迅速に判断することである。気道（A），呼吸（B），循環（C）について評価を行い，表Ⅱ-3の項目のいずれかに該当する場合には内因性L＆Gと判断する。また，ABCが安定している傷病者でも神経症状の評価（D）で，異常肢位（除脳肢位，除皮質肢位），意識レベルⅢ桁またはⅡ桁（JCS）で瞳孔不同などの脳ヘルニア徴候を認めたならば，同様に内因性L＆Gと判断する。これらはPSLSのアルゴリズムと共通している。ショックに伴う意識障害の場合には「心肺機能停止前の重度傷病者に対する静脈路確保及び輸液」プロトコール（以下，輸液プロトコール）適応候補として，JCS≧10の場合には「心肺機能停止前の重度傷病者に対する血糖測定及び低血糖発作症例へのブドウ糖溶液の投与」プロトコール（以下，ブドウ糖投与プロトコール）適応候補として，おのおの同プロトコールを念頭におき以下の行動を行う。

<初期評価の流れ>
1. 外傷による頸部損傷などが否定されるまで用手的頸椎保護
2. 気道，呼吸，循環の評価（必要に応じて心電図モニター・SpO_2装着と測定，血圧測定）
3. 必要に応じた処置（気道確保，酸素投与，補助人工呼吸，心肺蘇生）
4. 内因性L＆Gの適応の判定（ABCから）
5. 中枢神経系の評価

6. 内因性 L & G の適応の判定（D から）

3　Step 3：情報収集

　意識障害の原因や脳卒中の病態を評価するうえで，病歴はきわめて有用な情報となる。また，質問に対する傷病者の受け答えの様子や会話内容から失語や構音障害の有無，精神症状，認知機能に関しての評価が可能である。意識レベルの低下した傷病者からも，可能であれば早期に病歴聴取を試みる。傷病者本人だけでなく家族，知人，発見者などからも積極的に聴取する。救急隊活動の時間的制約を意識した無駄のない，かつ詳細な情報収集に努める。

　問診などにより得られた情報は脳卒中，呼吸・循環障害，感染症，代謝性疾患，機能的疾患（てんかん発作など），環境因子などによる疾患の重要な鑑別材料となる。また"突然に"，"突発的に"，"段階的に"などの発症様式は脳卒中を強く疑わせる有力な情報である。さらに，糖尿病治療薬，酸素ボンベ，傷病者の周囲の毒物様の液体，大量の薬物の空包，異臭，などの情報は貴重である。てんかんや精神疾患については本人や家族が積極的に情報提供しない可能性があり，慎重に聴取する。病歴などから外傷を否定し得るならば，後の「Step 5：全身/重点観察」で頸椎保護の解除が可能であるため，外傷の可能性も同時に確認する。

　情報収集をもれなく迅速に行うためにも，BAGMASK や SAMPLE など一定の手法を身につけることが推奨される（表Ⅲ-6）。また，問診のなかで，糖尿病の有無を確認することは必須である。低血糖が疑われる場合には，「Step 4：判断」でブドウ糖投与プロトコールに進む。

＜輸液プロトコール＞

　Step 2 の初期評価でショックを認め，内因性 L & G と判断した輸液プロトコールの適応候補の場合には，Step 3 は傷病者の状態に応じて適宜簡略化するが，年齢が 15 歳以上であること，アナフィラキシー，熱中症，挟圧などによるクラッシュ症候群に関連した情報，既往としての心不全の有無など重要な確認事項（p.78 参照）については可能な限り詳細に入手する。

＜ブドウ糖投与プロトコール＞

　Step 2 の初期評価で JCS≧10 の意識障害を認め，ブドウ糖投与プロトコールの適応候補の場合には，Step 3 は傷病者の状態に応じて適宜簡略化するが，糖尿病に関する情報は可能な限り詳細に入手する。また，年齢が 15 歳以上であること，突然の頭痛または胸背部痛などくも膜下出血を疑う症候や大動脈解離がないことなども重要な確認事項となる（p.82 参照）。

1）問診などによる情報収集の実際（BAGMASK）

(1) 病歴：Byoreki（現病歴，既往歴）
①現病歴
- 初発症状は？（急性意識障害，頭痛，運動麻痺，言語障害，めまい，しびれ，など）
- 発症様式は？（突然に，急に，段階的に，朝気づいたら，など）
- 前兆や随伴症状は？
- 発症時に頭部打撲など外傷の可能性は？
- 症状は悪化したか，改善したか？

問診は要領よく行う。脳卒中や急性意識障害の傷病者では発語が低下する。また聴取する側の意図が伝わらず要領を得ない内容になる場合には，会話を中断し趣旨に沿った文脈に修正することもやむを得ない。質問に対する理解が得られにくいときは，聴力障害，精神疾患，認知症，高次大脳機能障害などの可能性を考慮する。

②既往歴
- 糖尿病，心・腎・肝疾患，てんかんなど治療中の慢性疾患はあるか？
- 外傷や脳卒中の既往はあるか？
- 入院歴・手術歴はあるか？
- 処方薬はあるか？

(2) アレルギー：Allergy
今までに抗菌薬，鎮痛薬，造影剤などの注射薬または内服薬や，食べ物でアレルギー反応（血圧低下，呼吸困難，皮疹，など）を生じたことがあるか，アナフィラキシー対策としてアドレナリン製剤を所持していないか，などについても確認する。

(3) 時間と血糖：G-kan & Glucose
- 発症時刻を特定できるか？

　　できるだけ正確な時間を聴取する。脳梗塞疑いでrt-PA投与の適応となる可能性がある場合には，何時何分まで確認する。発症時刻を特定できない場合は，最終未発症確認時刻を確認する。

- 低血糖の可能性はないか？

　　同時にGはグルコース（ブドウ糖）も意味する。傷病者によっては低血糖により失語や片麻痺などの脳卒中様の症候を呈することがある。糖尿病の既往や血糖降下薬，インスリンの使用は特定行為のブドウ糖投与プロトコールへ進むキーワードである。

(4) めし（最終食事摂取時間）：Meshi（Meal）
最後に食事をしたのはいつかを聞く。搬送中の嘔吐の予測，医療機関での気管挿

管その他のさまざまな処置や手術に際し，胃内容物の有無に関する情報は重要である。

(5) ADL（Activities of Daily Living）

ADLとは，日常生活動作と訳され，日常生活を送るために必要な基本動作の尺度を表す。既存の障害の程度を把握することは，新しく生じた症候を判断するうえで有用な情報となる。ADLには，食事，更衣，移動，排泄，入浴などの行動が含まれ，大まかには，①完全自立，②部分介助，③全介助などのレベルがある。

(6) 主訴：Shuso

傷病者の自覚する主な訴えを主訴という。傷病者がもっとも困っていること，もっとも強く訴えることは何かを確認する。意識障害を有する傷病者では主訴は得られにくい。主訴は病態や病名とは明確に区別しなくてはならないが，意識障害を有する傷病者の場合には便宜的に"傾眠"や"昏睡"などの意識障害を示す用語または意識障害そのものが主訴となる。

(7) 薬：Kusuri

現在使用中の薬を確認する。既往歴と同時に投薬内容を確認してもよい。抗凝固薬（ワルファリン，NOACs，他）や抗血小板薬（アスピリン，チクロピジン，他）は脳卒中の既往や病態悪化を疑わせる薬剤であり，向精神薬，抗てんかん薬などは意識障害の病態を推測するうえでも重要である。また，アナフィラキシーショックが疑われた場合は，アドレナリン製剤の所持を確認する。

4　Step 4：判断　脳卒中以外の原因が疑われるか？

PSLS/PCECのアルゴリズムにおいては，「Step 1：状況評価」，「Step 2：初期評価」，「Step 3：情報収集」の結果により，脳卒中疑い（PSLS）の判断も行うが，原則として以下の順番で特定行為候補と内因性L＆Gの意識障害についての判断を優先する。

1）特定行為候補

(1) 輸液プロトコール

意識障害を認めても，輸液プロトコール適応候補の傷病者について，Step 5aでは輸液プロトコールへ進み，プロトコールに従って全身観察を行う。

※出血性ショックでは不安，不穏などの精神症状を主体とした意識の変調を伴うことがあるが，その後ショックが進行してもある程度意識は保たれる。ショックにより昏睡状態となった場合には脳循環の破綻を意味し，心停止直前と考え

られる。

(2) ブドウ糖投与プロトコール

輸液プロトコールの適応ではないと判断した後，Step 3 の情報収集から糖尿病治療薬による低血糖性意識障害の可能性を強く疑い，低血糖プロトコールの適応と判断したら，Step 5 では低血糖プロトコールへ進み全身観察を行う。低血糖による症状は昏睡など重度の意識障害が一般的であるため，この時点で内因性 L & G の適応となるが，低血糖プロトコールを優先させる。また，なかには意識障害の程度は比較的軽く失語や片麻痺を伴うことがあり，脳卒中との鑑別を要する場合がある。低血糖性昏睡と脳卒中をともに疑う場合には，Step 5 では，はじめにブドウ糖投与プロトコール対応で全身観察を行い，その後に余裕があれば脳卒中疑いとして簡単な神経所見の観察を追加する。

2) 内因性 L & G 適応の意識障害（PCEC）

特定行為の適応とならない内因性 L & G 適応の意識障害の場合には，Step 5a を含めてそれ以下の Step を適宜簡略化し，医療機関への搬送を急ぐ。内因性 L & G 適応の判断基準はすでに表 II-3 に示した。出血性脳卒中による昏睡が疑われた場合，PSLS として Step 5b での対応も考慮しながら，PCEC として ABC の安定化を優先して Step 5a へ進む。

3) 脳卒中疑い（PSLS）

Step 1〜3 より上記 1) 2) が否定され，脳卒中疑いと判断したら，PSLS として Step 5b の神経学的観察を中心とした重点観察へ進む。

※脳梗塞を疑う場合の確認事項：PSLS プロトコール参照（p.51）。

4) 非内因性 L & G の意識障害（PCEC）

以上の病態の可能性が低いと判断された時点でその他の急性意識障害と判断し，PCEC として「Step 5a：全身観察」に進み，意識障害の原因検索を行う。Step 4：判断の時点で（表 III-9）に掲げた mnemonics などを用いて意識障害の原因疾患を念頭に，ある程度の方向づけを行う。

5 Step 5a：全身観察

Step 4 の判断に従い，特定行為候補，内因性 L & G 適応の意識障害，脳卒中が否定的な非内因性 L & G の意識障害の場合は全身観察へ進む。

表Ⅲ-9 まずい！ いしきにしょうがい，ためして酸素

ま	：麻薬・覚醒剤→薬物中毒
ずい	：髄膜炎・脳炎
い	：インスリン→インスリン低血糖，糖尿病性昏睡
し	：失神→アダムス-ストークス症候群
き	：胸部大動脈病変→大動脈疾患
に	：尿毒症→腎不全
しょ	：消化器疾患→肝疾患・消化管出血
う	：うつ病→精神疾患
が	：外因性→頭部外傷，頸髄損傷，窒息
い	：飲酒→アルコール
た	：体温→熱中症・低体温
め	：めまい
し	：心筋梗塞→急性冠症候群
て	：てんかん→痙攣
酸素	：低酸素

1）特定行為候補

(1) 輸液プロトコール

　Step 2の初期評価の段階でショックを認め内因性L＆Gと判断した後，Step 3～4で迅速に情報収集と判断を行い意識障害を認めても，輸液プロトコール適応の傷病者についてはStep 5では輸液プロトコールへ進み，プロトコールに従って全身観察を行う。ショックの増悪またはクラッシュ症候群が疑われたときに輸液プロトコールの適応となるため，ここでは主としてショックの増悪因子について，あるいは静脈路確保が可能な静脈があるかなどの全身観察を行う。ショックの増悪因子として，出血の持続，意識障害の進行，アナフィラキシー，熱中症による脱水，さらには敗血症などの重症感染症，繰り返す嘔吐などがあげられるため，呼吸困難，喘鳴や異常呼吸音，吐下血や嘔吐・下痢の有無，意識レベルの再評価，全身皮膚の発赤・皮疹，体温などを確認する。一方で急性心筋梗塞や慢性心不全などの心原性ショックの原因となる病態についても可能な範囲で確認する。

(2) ブドウ糖投与プロトコール

　Step 2またはStep 3でブドウ糖投与プロトコールの適応と判断したら，意識障害以外の低血糖によると考えられる所見，意識障害により二次的に生じ得る誤嚥や外傷の有無，血糖測定のために行う針穿刺により疼痛が有害刺激となり得るくも膜下出血や大動脈解離の有無などを念頭に全身観察を行う。全身観察の結果，ブドウ糖投与プロトコールの適応と判断したら，はじめに傷病者家族に血糖測定を依頼し，

既に家族が測定済みの場合にはその値を採用する。家族が測定できない場合に血糖測定を行ったあと指示要請の電話連絡を行い，活動の経過，血糖値を含めたブドウ糖投与プロトコール判断の理由を報告する。血糖値＜50 mg/dlの場合にはそのままブドウ糖投与プロトコールとしてStep 6に進む。血糖値が≧50 mg/dlの場合，内因性L＆Gであれば以後簡略化または省略してStep 6に進む。CPSS陽性ならPSLSプロトコールとして神経所見をとり，非内因性L＆GでCPSS陰性ならPCECプロトコールに従い全身観察を行い，Step 6に進む。

2）内因性L＆G

輸液プロトコールと低血糖プロトコールの適応とならない内因性L＆Gと判断した場合には，Step 2の初期評価で行った処置を継続し，全身観察を適宜簡略化または省略してStep 6へ進む。

3）非内因性L＆G

特定行為候補，内因性ロード＆ゴー，脳卒中の可能性が低いと判断したら，全身観察を行い，意識障害の原因となる病態を表Ⅲ-10に沿って評価する。観察は，「見て」「聞いて」「触って」「感じて」（視診・触診・聴診により），頭部から爪先まで系統的に行い，観察結果から現在起きている病態を推測し，さらに，随伴症状などから緊急度や重症度を判断する。

<全身観察実施上の留意点>
①家族や関係者に説明し，観察の同意を得る。常に人格を尊重し，プライバシーの保護に努める。
②時間を意識し，病態の把握に努め，医療機関選定にも活用する。

<緊急安静搬送 Hurry but Gently! の目安>
全身観察で表Ⅲ-8にある項目がみられたならば，緊急安静搬送 Hurry but Gently! と判断する。

<頸椎保護の解除>
傷病者本人や関係者の情報をもとに，状況評価において外傷を生じる余地がないときには頸椎保護に配慮する必要はない。しかし，外傷の可能性があればStep 1の初期評価の段階からの用手的頸椎保護が望ましい。その後Step 4の判断まで継続し，得られた情報や全身観察で外傷が否定されれば，Step 5の段階で頸椎保護を解除する。

表Ⅲ-10 PCECの全身観察項目①

観察部位	方法	徴候・症状	疑われる疾患
頭部	視診	外表面の損傷	頭部外傷・頸髄損傷・てんかん・痙攣・失神
		手術痕・シャント術	脳疾患
	触診	新生児・乳児の大泉門膨隆	髄膜炎・脳炎・頭部外傷
顔面	視診	外表面の損傷	頭部外傷・頸髄損傷・てんかん・痙攣・失神
		大きなアザ(母斑・血管腫)	(先天性疾患)痙攣
		顔のゆがみ	脳血管障害
		チアノーゼ	呼吸不全・心不全・低酸素・窒息
		蒼白	ショック・貧血・低体温・低血糖
		紅潮	アルコール・高体温・髄膜炎・脳炎
		鮮紅	CO中毒
		黄疸	肝疾患
		乾燥	脱水・糖尿病
		鼻漏・出血	頭部外傷
		るいそう	悪液質・精神疾患(おもに摂食障害)
		湿潤・冷汗	低血糖・ショック・急性冠症候群
		大量発汗	熱中症・麻薬・覚醒剤
眼球	視診	ブラックアイ	頭部外傷
		眼瞼結膜蒼白	ショック・貧血
		眼瞼結膜黄染	肝性脳症・肝不全
		眼瞼結膜紅色	急性アルコール中毒
		眼瞼結膜の異常な瞬目	精神疾患
		溢血点	窒息・外傷性窒息・縊頸
		眼位	脳血管障害
		眼振	めまい・脳血管障害(おもにテント下)
瞳孔	視診	縮瞳	橋出血・有機リン中毒・麻薬中毒
		散大	脳ヘルニア・アルコール中毒・痙攣大発作中
		左右差	脳血管障害
		対光反射の消失	脳血管障害

表Ⅲ-10 ①のつづき

観察部位	方法	徴候・症状	疑われる疾患
頸部	視診	索状痕	縊頸
		頸静脈怒張	呼吸不全・心不全
		頸静脈虚脱	ショック・脱水
		呼吸補助筋の動き	呼吸不全
	触診	皮下気腫	緊張性気胸
		項部硬直	髄膜炎・脳炎(くも膜下出血)
	聴診	頸動脈雑音	脳血管障害(※難しい観察項目)
口腔	視診	口唇チアノーゼ	呼吸器疾患・心疾患
		口唇蒼白	ショック
		乾燥状態	脱水・電解質異常
		咬傷	痙攣発作・てんかん
		薬物・毒物の付着	中毒
		鮮紅色泡沫状痰	心不全
		嘔吐物	脳疾患,薬物,毒物中毒
	臭気	アルコール臭	急性アルコール中毒
		アセトン臭	糖尿病
		アーモンド臭	シアン中毒
		アンモニア臭	尿毒症
		ニンニク臭または卵の腐敗臭	肝疾患
		薬品臭または異様な臭い	農薬中毒
	粘膜	炎症,びらん	酸,アルカリ,誤飲
		分泌液の増加	有機リン系農薬中毒
耳・耳介	視診	バトル徴候,耳漏	頭蓋底骨折

【注意】頭頸部の外傷が否定されたならば,以降の観察は内因性疾患を念頭において行う

表Ⅲ-10 PCECの全身観察項目②

観察部位	方法	徴候・症状	疑われる疾患
胸部	視診	チェーン-ストークス呼吸	広範囲脳障害
		中枢性過呼吸	広範囲脳障害
		クスマウル呼吸	糖尿病性ケトアシドーシス・尿毒症
		ビオー呼吸	広範囲脳障害
		失調性呼吸	広範囲脳障害
		起坐呼吸	心不全
		過呼吸	ヒステリー・過換気症候群
		シーソー呼吸・吸気時の陥没	気道閉塞・下位頸髄損傷
		胸郭運動の左右差	緊張性気胸・大量の胸水貯留・血胸
		胸郭変形（高齢者）	呼吸不全（結核による胸郭形成術）
		紅潮	アナフィラキシー
		手術痕	呼吸器・乳腺・心疾患
		皮下気腫	胸部外傷・緊張性気胸
		貼付薬	虚血性心疾患
		ペースメーカー	アダムス-ストークス症候群
		クモ状血管腫	肝疾患
		低体温	低体温症
		高体温	感染症・熱中症・重症脳損傷・麻薬・覚醒剤
	聴診	雑音	呼吸不全（肺炎など）・心不全・くも膜下出血
		呼吸音の左右差	呼吸不全（胸水貯留・血胸・無気肺）
		心音（心雑音）	心不全（※難しい観察項目）
	打診	鼓音	気胸
		濁音	胸水貯留
腹部	視診	皮膚色黄疸，皮下静脈怒張	肝不全
		膨隆	腸閉塞・腹水貯留・腹腔内出血
		手術痕	消化器系疾患
		ストーマ（消化器系・尿路系）	消化器系疾患・尿路系疾患
	触診	筋性防御	汎発性腹膜炎
		腹壁緊張	汎発性腹膜炎
		腹膜刺激症状	汎発性腹膜炎

表Ⅲ-10 ②のつづき

観察部位	方法	徴候・症状	疑われる疾患
腹部	触診	腹水貯留	肝不全・心疾患（慢性）
	聴診	腸蠕動運動亢進	腸閉塞
		腸蠕動運動減弱	ショック・汎発性腹膜炎
	打診	鼓音	腸閉塞
		濁音	腹水貯留・腹腔内出血
腰部	視診	尿失禁	一過性意識消失または意識障害
		便（おもにタール便・血便）	消化管出血
四肢	視診	異常肢位（除脳肢位・除皮質肢位）	脳疾患
		痙攣	てんかん・痙攣発作・脳疾患・熱中症
		羽ばたき振戦	肝不全
		蒼白	ショック
		発赤	感染症・敗血症
		ばち状指	慢性呼吸不全・先天性心疾患
		注射痕	覚醒剤中毒
	触診	湿潤・冷汗	低血糖・ショック・急性冠症候群
		乾燥	電解質異常・脱水
		脛骨前面の浮腫	尿毒症・心不全・肝不全
		脈拍触知不良	ショック・血管系疾患
		脈拍・血圧の左右差・上下差	大動脈疾患
		徐脈	アダムス-ストークス症候群・急性冠症候群・脳疾患
		頻脈	ショック・高体温・急性冠症候群
		シャント（おもに上肢）	腎不全
	運動	筋力の低下	脳血管障害・大動脈疾患・痙攣後・頸髄損傷
		ドロップテストによる左右差	脳血管障害・精神疾患
		ケルニッヒ徴候	髄膜炎・脳炎（くも膜下出血）

6 Step 6：評価・ファーストコール・特定行為

Step 6 では，ここまでの現場活動で得られた情報を総合的に考慮して，特定行為候補，内因性 L & G，脳卒中，非内因性 L & G の優先順位で現場対応し，医療機関選定，医療機関への報告などを行う。

1) 特定行為候補

(1) 輸液プロトコール（p.76 参照）

Step 1 からの経過を簡潔にオンラインで MC 医師に伝え，指示要請を行う。傷病者がアドレナリン製剤を所持している場合には忘れずに医師に伝え，先にその使用の指示を受ける可能性も考慮しておく。指示が得られたら静脈路確保を行い，乳酸リンゲル液による急速輸液を行う。一定時間の後バイタルサイン，初期評価または全身観察で行った身体所見，静脈路などについて再度確認した後，傷病者の搬送または搬送先医療機関の選定に移る。その際オンライン MC 医師または搬送先医師へ報告する。これらの確認は車内収容後に行う場合もある。

(2) ブドウ糖投与プロトコール（p.80 参照）

Step 1 からの経過を簡潔にオンラインで MC 医師に伝え，指示要請を行う。指示が得られたら静脈路確保（維持速度：1 秒 1 滴程度の速さ）を行い，次に 50％ブドウ糖 40 ml を静注する。一定時間の後バイタルサイン，初期評価または全身観察で行った身体観察，静脈路などについて再度確認し，傷病者の搬送または搬送先医療機関の選定に移る。その際オンライン MC 医師または搬送先医師へプロトコール実施の状況と傷病者の状態について報告する。

2) PCEC（内因性 L & G）プロトコール

Step 1 の状況評価から Step 5 の全身観察の結果をまとめ，以下のことを行う。

(1) 意識障害の原因の評価

緊急性を念頭において急性意識障害の原因を大まかに絞り込み，一方で見落としに注意する。

【例】
- 呼吸・循環の異常：窒息，重症肺炎，慢性閉塞性肺疾患増悪，慢性心不全急性増悪，
- 中枢神経系の異常：脳ヘルニア疑い
- 中毒：一酸化炭素中毒，三環系抗うつ剤中毒（心電図異常を伴う）
- 感染症：重症細菌性髄膜炎

- 環境因子：重症熱中症
- 機能的疾患：痙攣重積状態

(2) 医療機関の選定
意識障害の原因の評価に従って迅速に医療機関の選定を行い，車内収容と搬送を開始する。

3) PSLS プロトコール
PSLS プロトコール（p.55）参照。

4) PCEC（非内因性 L & G）プロトコール
Step 1 の状況評価から Step 5 の全身観察の結果をまとめ，以下のことを行う。

(1) 意識障害の原因の評価
引き続き全身状態が安定し，内因性 L & G の適応ではない場合には，得られた情報を再検討し，見落としに注意しながら急性意識障害の原因検索を行う。

【例】
- 循環異常：大動脈解離による失神
- 代謝異常：肝性脳症（見当識障害），ウエルニッケ脳症（傾眠）
- 感染症：ウイルス性脳症（異常行動）
- 中毒：ベンゾジアゼピン過量摂取（傾眠）
- 環境因子：偶発性低体温症（傾眠，体温 29℃）
- 機能的疾患：症候性てんかん（間欠的顔面部分発作）

※上記疾患のうち，大動脈解離と偶発性低体温症は緊急安静搬送 Hurry but Gently! の適応となる

(2) 医療機関の選定
推定した意識障害の原因に従い医療機関の選定を行う。

(3) 医療機関への連絡，情報提供
医療機関への連絡は，Step 5a の全身観察が終了した後または傷病者の車内収容後にファーストコールを行う。ただし，オンラインでの指示下に行う特定行為の適応の場合や，ただちに医師の指示が必要な場合はこの限りではない。ファーストコールは PSLS プロトコール（p.56）に記載した通り傷病者の年齢，性別と MIST で行う。

＜救急隊員と病院内医療従事者との共通のキーワード＞
傷病者の車内収容から医療機関到着までの迅速性は，救急隊員からの簡潔な収容

依頼とそれに対する医療機関の対応に大きく左右される。そのため，救急隊員と受け入れ側の医師はともに病院前医療（PCEC）と医療機関初期診療（ACEC）を理解し，共通のキーワードと手順で情報伝達を行う。
- 内因性 L & G！
- ハイリスク意識障害
- 意識障害の評価法：JCS と GCS
- 脳卒中評価法：CPSS，他
- 第1報の報告内容：MIST
- 緊急安静搬送；Hurry but Gently!
- 特定行為の手順と内容

7　Step 7：車内活動

　傷病者を車内収容した直後から医療機関到着までに行う活動をいう。現場活動で行えなかった全身観察やモニターによる観察などを行う。全身観察は原則として車内で行うが，状況によっては車内収容する前に行ってもよい。急性期の意識障害を呈する傷病者では，搬送中に突然容態が変化することは決して珍しいことではない。現在のプレホスピタルでは，ドクターカー・ドクターヘリを除き限定的な処置しか行うことができないので，容態を悪化させずに早期に医療機関への橋渡しができるかどうかが重要な鍵となる。

1）車内収容時の対応
- 酸素切り替え（必要時）
- モニター切り替え
- バイタルサイン測定
- 意識障害の原因物質の持参
- 内服薬の持参
- 情報提供者または親族など治療に際してのキーパーソン同乗

※同乗者について
　親族などのキーパーソンの存在は，病歴や発症前の状態確認のために重要であり，医療機関での治療に際しては必須である。緊急手術，血管内治療，rt-PA による血栓溶解療法などの決定的治療に関しては，治療の危険性や合併症について家族に説明し，書面で承諾を得る必要がある。キーパーソンが救急車に同乗することが困難な場合には，できるだけ早期に搬送先医療機関へ向かうよう依頼する。

2）継続観察
　継続観察では ABCD の再評価を主体として，予測される病態の進展，行った処置

表Ⅲ-11 継続観察のポイント

項　目	ポイント
呼吸音（心音）	異常音の発生や増強，呼吸音（心音）の減弱
呼　吸	チェーン-ストークス呼吸など異常呼吸の出現，チアノーゼ，意識障害の出現，呼吸音の減弱，頸静脈怒張
血中酸素飽和度	血中酸素飽和度の変化
全　身	ショック症状の出現
脈　拍	頻脈，徐脈，不整脈の出現，左右差の出現
血　圧	血圧の変化
心電図	不整脈の出現
意　識	意識レベルの変化
瞳　孔	左右差の出現，対光反射の消失
麻　痺	麻痺の出現・進行

の評価を医療機関に引き継ぐまで継続的に行う（表Ⅲ-11）。また，傷病者の状態や搬送時間などの状況，それまでに得られた情報から予測される病態の進展に注意しながら必要に応じた観察・処置を行う。

・原因症状の再評価
・ABCDの再評価
・各種モニター情報の再評価
・行った処置の再評価

原則として急変が予想される場合や長時間搬送時には，3～5分おきに医療機関に到着するまで継続観察を行い，セカンドコールで報告する。ただし，くも膜下出血や解離性大動脈瘤が疑われた場合は，不適切な刺激を与えることによりいったんは止血されていた出血部位からの再出血，再破裂のように致死的な状況を生み出す可能性もある。必要な観察は細心の注意をはらって行い，安全で適切な搬送を行う。内因性ロード＆ゴーの場合，現場で行えなかった全身観察を搬送中に行うこともある。

3）セカンドコール（必要時）

緊急度の高い傷病者や急変時，長時間搬送時にはセカンドコールで内容を報告することが望ましい。また，搬送中の容態変化や得られた追加情報は適切に報告する。

〔安心院康彦，PCEC委員会〕

Ⅲ部 PSLSの実際

3. 特定行為プロトコール

1 「心肺機能停止前の重度傷病者に対する静脈路確保及び輸液」プロトコール

1) 標準プロトコールの位置づけ

厚生労働省より示された標準プロトコールとその対象者などを図Ⅲ-4, 表Ⅲ-12[1]に示す。各地域においては，この標準プロトコールをもとに地域の状況に合わせて修正した地域プロトコールを作成する。内容を大幅に修正する場合は，修正したメディカルコントロール（MC）協議会や消防本部が，修正の背景や理由を十分に説明できるようにしておく必要がある。

2) 標準プロトコールの基本的な理解

・各地域のショックなどに対する活動プロトコールに組み込んで活用する。
・状況によって，処置の実施よりも迅速な搬送を優先する。

増悪するショックの可能性が高いと判断することが最初のポイントである。状況評価，初期評価，詳細観察，病歴など救急現場で得られる情報を総合して初めて判断できるものであり，これらの情報を的確に集約して指示医師に迅速かつ適切に伝達することが重要である。傷病者がプロトコールの対象者に該当しても，必ずしも静脈路確保と輸液を行う必要はない。本人や家族の理解，傷病者の状態，医療機関までの搬送距離・時間を勘案し，処置を実施せず早期搬送の優先を選択する状況も存在する。

3) 対象者（適応）

次の2つをともに満たす傷病者
・増悪するショックである可能性が高い。もしくはクラッシュ症候群を疑うかそれに至る可能性が高い。
・15歳以上である（推定も含む）。
　ただし心原性ショックが強く疑われる場合には処置の対象から除外する。

増悪するショックである可能性が高いと明確に判断することは，時に容易ではない。本プロトコールの対象となり得るのは，循環血液量減少性ショック，血液分布

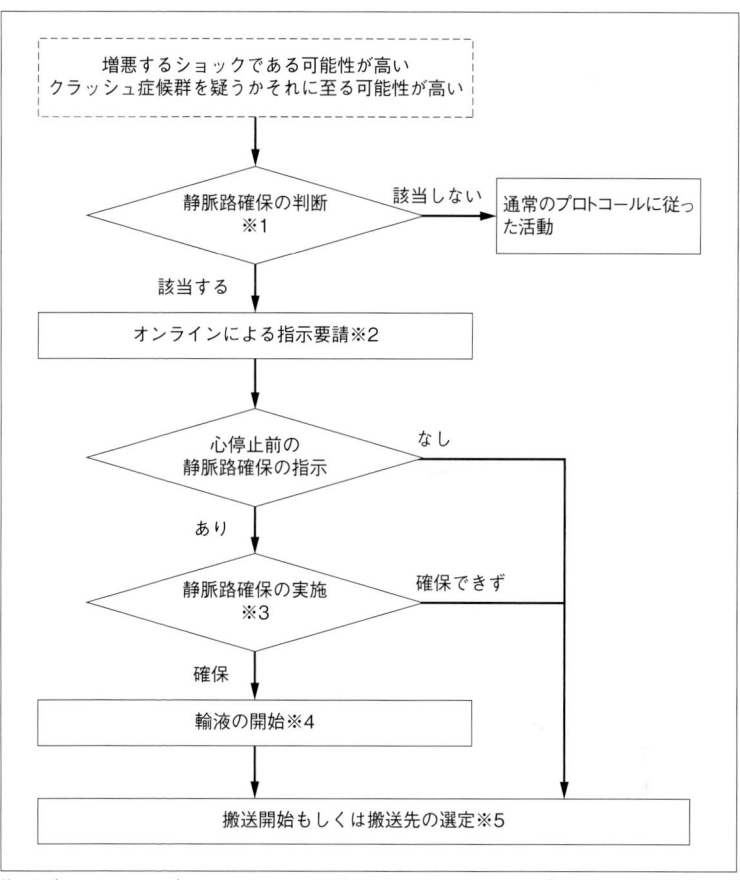

注：図内の※1〜5は，表Ⅲ-12の※1〜5に対応している 〔文献1）より引用・改変〕

図Ⅲ-4 「心肺機能停止前の重度傷病者に対する静脈路確保及び輸液」プロトコールの1例

3. 特定行為プロトコール　77

表Ⅲ-12 「心肺機能停止前の重度傷病者に対する静脈路確保及び輸液」プロトコール

1 基本的な事項
・各地域のショックなどに対する活動プロトコールに組み込んで活用する
・状況によって,処置の実施よりも迅速な搬送を優先する

2 対象者
　次の2つをともに満たす傷病者(※1)
　・増悪するショックである可能性が高い
　　もしくは,クラッシュ症候群を疑うか,それに至る可能性が高い
　・15歳以上である(推定も含む)
　※ただし,心原性ショックが強く疑われる場合は処置の対象から除外する

3 留意点
・ショックの増悪因子としては,出血の持続,意識障害の進行,アナフィラキシー,熱中症などによる脱水などがあげられる(※1)
・挟圧(重量物,器械,土砂等に身体が挟まれ圧迫されている状況)などによるクラッシュ症候群を疑うかそれに至る可能性の高い場合も処置の対象となる(※1)
・「心肺機能停止前の重度傷病者に対する静脈路確保及び輸液」は特定行為であり,医師の具体的な指示を必要とする(※2)
・救急救命士は,可能性の高いショックの病態,傷病者の観察所見,状況等を医師に報告する(※2)
・医師は適応を確認し,具体的な指示(輸液量,滴下速度等)を救急救命士に与える
　静脈路確保にいたずらに時間を費やさないように留意し,静脈路確保が困難であると判断された場合などは,搬送を優先してよい(※3)
・穿刺針の太さ(ゲージ)は傷病者の状態等により選択する(※3)
・急速輸液(救急車内のもっとも高い位置に輸液バッグをぶら下げ,クレンメを全開して得られる輸液速度)を原則とするが,医師の指示によって維持輸液(1秒1滴程度)を行う(※4)
・傷病者の状況,観察所見,実施した処置,その結果等をオンラインMCの医師,もしくは搬送先医療機関の医師等に報告する(※5)

〔文献1)より引用・改変〕

異常性ショック，心外閉塞・拘束性ショックなどである。
(1) ショックの指標
　絶対的なものはない。蒼白，冷汗，湿潤などの皮膚所見，脈が微弱で頻脈，低血圧（正常な場合あり）などが重要で，さらに問診，意識状態，呼吸状態，頸静脈怒張などの有無から総合的に判断する。
(2) **特徴的な身体所見を示すショック**
　神経原性ショックでは冷汗を認めない。敗血症性ショックやアナフィラキシーショックでは末梢の皮膚は温かい。心原性ショックや神経原性ショックでは徐脈を呈することがある。
(3) **処置対象外のショック**
　心原性ショックが強く疑われる場合には処置の対象外となる。適正な輸液が必要とされる右室梗塞であっても対象にはならない。
(4) **クラッシュ症候群（圧挫症候群）**
　一般的には数時間以上の挟圧で発生するが，1時間程度でも発生し得る。高カリウム血症により心停止に至る危険性が高い。輸液は生理食塩液が望ましいが，生理食塩液の代わりとして，カリウム濃度の低い乳酸リンゲル液で代用できる。
(5) **対象年齢**
　推定を含む15歳以上に限る。心肺停止に対する静脈路確保の対象年齢とは異なる。

4）プロトコールの流れ
・地域MC協議会のプロトコールに従い，静脈路確保後に輸液を行うことが傷病者の利益になると判断されれば行う。
・状況評価，初期評価，詳細観察，病歴など救急現場で得られる情報から，増悪するショックまたは長時間の挟圧によるクラッシュ症候群を疑い，プロトコール適応候補と判断する。
・判断した根拠を的確に集約してオンラインMC医師に伝達し，指示要請を行う。
・指示が得られたら，静脈路確保，続いて急速輸液を開始する。医師の判断により維持輸液になる場合がある。
・一定時間後に傷病者のバイタルサインや観察所見の変化を確認する。
・傷病者の搬送先医療機関選定，搬送を行う。オンライン医師または搬送先医師に傷病者の状況と観察所見を報告する。

5）プロトコールの留意点
(1) **具体的指示を必要とする**
　心肺機能停止前の静脈路確保および輸液は特定行為であり，医師の具体的指示を必要とする。

(2) プロトコールに記載された以外のショック増悪因子

繰り返す嘔吐・下痢（循環血液量減少性ショック），重症感染症による敗血症性ショック（血液分布異常性ショック）などもショック増悪因子として考慮する。

(3) 静脈路確保のための穿刺試行回数

とくに上限は定められていないが，いたずらに時間を費やさず，地域のプロトコールに従う。

(4) 静脈路確保のための穿刺針の太さ

とくに定められていない。循環血液量の補充が目的であるため，細い留置針では目的が達成しにくく，太い留置針では穿刺が困難となる。

(5) 輸液速度

原則として急速輸液である。状況に応じて医師からの維持輸液（1秒1滴：180 ml/hr）の指示もある。

(6) アナフィラキシーショックでのアドレナリン製剤使用

アナフィラキシーショックを疑う場合には自己注射が可能なアドレナリン製剤（エピペン®）の所持を確認し，静脈路確保前に同製剤の優先使用を考慮する。

(7) 活動記録の記載

事後検証その他に必要な項目の記載を必須とする。

(8) 早期搬送が最優先事項であることの認識

2 「血糖測定と低血糖発作へのブドウ糖溶液の投与」プロトコール

1）標準プロトコールの位置づけ

厚生労働省より示された，救急救命士が行う「血糖測定と低血糖発作へのブドウ糖溶液の投与」の標準プロトコールとその対象者などを図Ⅲ-5，表Ⅲ-13[2]に示す。これは，厚生労働省が全国の基本的なプロトコールとして示したものである[3]。各地域においては，この標準プロトコールをもとに地域の状況に合わせて修正した地域プロトコールを作成する。標準プロトコールやその対象者（適応）の範囲などを大幅修正する場合は，修正したMC協議会や消防本部が，修正の背景や理由を十分に説明できるようにしておく必要がある。

2）標準プロトコールの基本的な理解

・意識障害，脳卒中などに対する活動プロトコールなどに組み込んで使用する。
・状況によって，処置の実施よりも迅速な搬送を優先する。

標準プロトコールは，各地域のMC協議会や消防本部であらかじめ定められている意識障害などの傷病者へのプロトコールなどに組み込んで活用することが望まれ

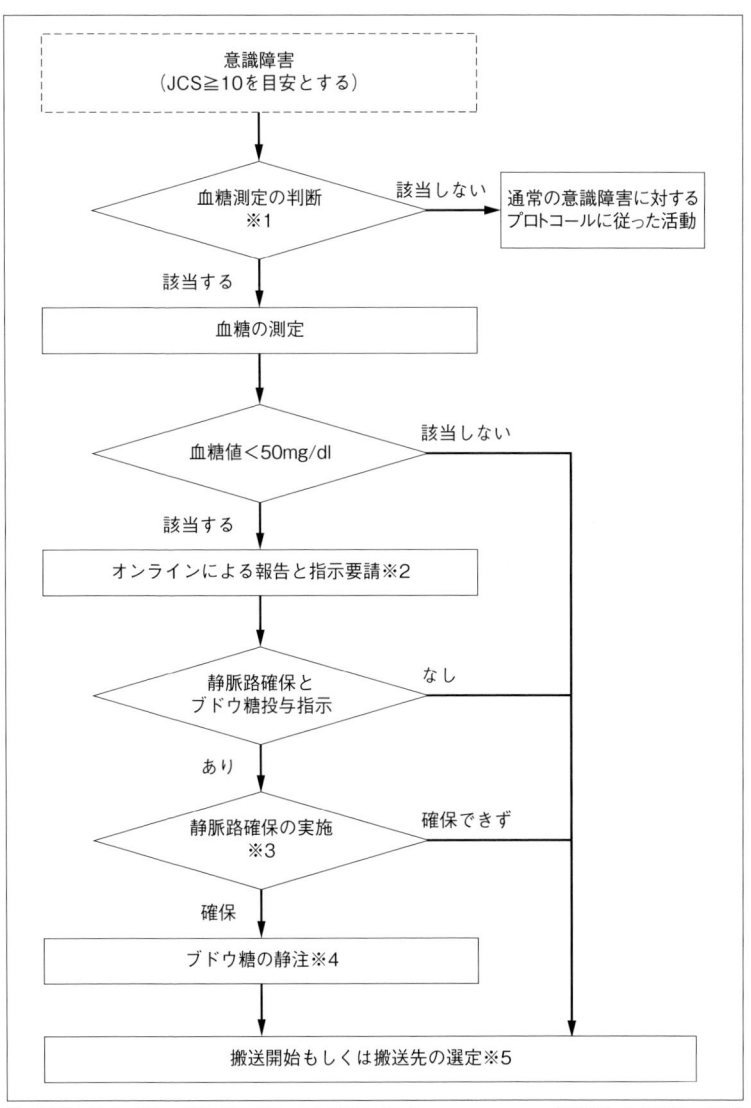

```
┌─────────────────────┐
│      意識障害        │
│ (JCS≧10を目安とする) │
└─────────────────────┘
           ↓
       血糖測定の判断 ──該当しない──→ 通常の意識障害に対する
          ※1                          プロトコールに従った活動
           ↓該当する
        血糖の測定
           ↓
     血糖値＜50mg/dl ──該当しない──┐
           ↓該当する              │
   オンラインによる報告と指示要請※2 │
           ↓                      │
     静脈路確保と ──なし──────────┤
   ブドウ糖投与指示                 │
           ↓あり                  │
     静脈路確保の実施 ──確保できず─┤
          ※3                      │
           ↓確保                  │
       ブドウ糖の静注※4           │
           ↓                      │
     搬送開始もしくは搬送先の選定※5 ←
```

注：図内の※1〜5は，表Ⅲ-13の※1〜5に対応している　　　　〔文献2〕より引用・改変〕

図Ⅲ-5 「心肺機能停止前の重度傷病者に対する血糖測定及び低血糖発作症例へのブドウ糖溶液の投与」プロトコールの1例

3. 特定行為プロトコール　81

**表Ⅲ-13 「心肺機能停止前の重度傷病者に対する血糖測定及び低血糖発作症例への
ブドウ糖溶液の投与」プロトコール**

1　基本的な事項
・各地域の意識障害に対する活動プロトコールに組み込んで活用する
・状況によって，処置の実施よりも迅速な搬送を優先する

2　対象者
（1）血糖の測定
①次の2つをともに満たす傷病者（※1）
・意識障害（JCS≧10を目安とする）を認める
・血糖測定を行うことによって意識障害の鑑別や搬送先選定などに利益があると判断される
※ただし，くも膜下出血が疑われる例などで，血糖測定のための皮膚の穿刺による痛み刺激が傷病者にとって不適切と考えられる場合は対象から除外する
②上記①による血糖の測定後に，医師により再測定を求められた傷病者

（2）静脈路確保とブドウ糖溶液の投与
次の2つをともに満たす傷病者（※2）
・血糖値が50 mg/dl未満である
・15歳以上である（推定も含む）

3　留意点
・「静脈路確保とブドウ糖溶液の投与」は特定行為であり，医師による事前の具体的な指示を必要とする（※2）
・「血糖の測定」については特定行為ではないため具体的指示は必ずしも必要ない。ただし，血糖の測定を試みた場合は，オンラインMCの医師，もしくは搬送先医療機関の医師等に，血糖測定の実施とその結果などを報告する（※2，5）
・医師は，ブドウ糖溶液の投与の適応を確認し，指示する
・静脈路確保にいたずらに時間を費やさないように留意し，静脈路確保が困難であると判断された場合等は，搬送を優先してよい（※3）
・穿刺針の太さ（ゲージ）は傷病者の状態などにより選択する（※3）
・輸液の速度は，維持輸液（1秒1滴程度）を目安とする（※3）
・ブドウ糖溶液の投与は50％ブドウ糖溶液40 mlを原則とするが，必要に応じて減量する（※4）
・傷病者の状況，観察所見，実施した処置，その結果などをオンラインMCの医師，もしくは搬送先医療機関の医師等に報告する（※5）
・医師の指示に応じ，血糖の再測定をしてもよい

〔文献2）より引用・改変〕

る。

　本プロトコールは，血糖測定の判断を行い，血糖を測定する「血糖の測定」のプロトコールと，低血糖に対して，静脈路確保を行い，ブドウ糖の投与を行う「静脈路確保とブドウ糖溶液の投与」のプロトコールとに大きく分けられる。「血糖の測定」については，救急救命士法における特定行為とは位置づけられておらず，法的には医師からのオンラインでの指示は必要ない。一方，「静脈路確保とブドウ糖溶液の投与」は特定行為として位置づけられ[4]，オンラインで事前に医師からの具体的指示が必要である。

　傷病者が「対象者（適応）」に該当しても，必ずしも血糖測定やブドウ糖溶液の投与を行う必要はない。現場の状況評価や傷病者の初期評価，全身・重点観察，救急救命士の説明に対する本人や家族の理解，早期搬送への要望などをふまえて総合的に判断し，状況によってはこれらの処置を実施せずに搬送を優先する。

3) 対象者（適応）

(1) 血糖の測定

> ① 次の２つをともに満たす傷病者
> ・意識障害（JCS≧10 を目安とする）を認める。
> ・血糖測定を行うことによって意識障害の鑑別や搬送先選定などに利益があると判断される。

　意識レベル JCS １桁は対象とせずに，２桁〜３桁を対象とする。そのうえで，血糖測定を行うことによって意識障害の鑑別や搬送先選定などに利益があると判断されれば処置の対象とする。ただし，次のような例は適応がないか，適応に慎重になる必要がある。

・突然発症した激しい頭痛の後に意識障害を呈した場合など，脳動脈瘤破裂によるくも膜下出血が疑われる例。
　（→採血のための穿刺で生じる痛み刺激によって，脳動脈瘤の再破裂を生じる危険がある）
・血糖を低下させる薬剤を使用している傷病者であっても，高エネルギー外傷などの現病歴があり，頭部外傷を伴っている例など。
　（→頭部外傷による意識障害の可能性が高く，早期搬送が優先される）

> ② 上記①による血糖の測定後に，医師により再測定を求められた傷病者

　①によって低血糖が明らかになりブドウ糖溶液を静注するも意識レベルが改善しない例，いったん意識レベルが回復しても再度意識レベルが低下した例などのなかで，もう一度血糖値の確認が必要と判断される場合で，医師からも再測定を求め

られれば血糖を測定してもよい。

(2) 静脈路確保とブドウ糖溶液の投与

> 次の2つをともに満たす傷病者
> ・血糖値が50 mg/dl 未満である。
> ・15歳以上である（推定も含む）。

　血糖値が50 mg/dl 未満が対象となる。「50 mg/dl 未満」は，傷病者が低血糖発作かどうかを判断する基準ではなく，病院前において救急救命士が静脈路を確保し，ブドウ糖溶液を投与するかどうかを判断する基準であることに留意する〔『科学的根拠に基づく糖尿病診療ガイドライン』（日本糖尿病学会，編）などによると，低血糖の定義は「低血糖症状があり，少なくとも血糖値が60 mg/dl 以下」とされている〕。病院前において救急救命士が静脈路確保とブドウ糖溶液を投与する対象は，低血糖の傷病者のなかでも血糖値がより低い群となる。血糖の測定には対象年齢の制限はない。救急の現場では傷病者の年齢を必ずしも正確に特定できないことから，「推定」年齢でその適応を判断してもよい。

4）プロトコールの流れ

　地域のプロトコールに沿って，意識障害を認め，血糖の測定によって傷病者の利益になると判断されれば血糖測定を行う。「血糖の測定」については特定行為ではないため，オンラインでの医師からの指示は必ずしも必要としないが，血糖の測定を試みた結果は，低血糖かどうかにかかわらず，オンラインMCの医師，もしくは搬送先医療機関の医師などに血糖測定の実施とその結果を報告する。

　血糖測定の結果，血糖値が50 mg/dl 未満であることが明らかになった場合には，オンラインによってその血糖値をMCを担う医師に伝え，静脈路確保とブドウ糖投与の指示を受ける。指示が得られれば，静脈路確保を試み，確保できればブドウ糖の静注を行う。ブドウ糖を静注し，一定時間の後に意識レベルなどのバイタルサインを確認，その状況に応じて傷病者の搬送もしくは，搬送先の選定を行う。その際，血糖測定，静脈路確保，ブドウ糖溶液の静注などが適切に実施できたか，その結果はどうであったかなどについて，傷病者の状況，観察所見とあわせてMCの医師，もしくは搬送先の医師に報告する。

5）プロトコールの留意点

・血糖測定の採血のための穿刺や，静脈路確保のための穿刺の試行回数の上限は，標準プロトコールにおいてとくに定められていない。地域の状況に応じて定められたものがあれば，その範囲内で実施する。いずれにしても，いたずらに時間を費やさないように留意し，血糖測定のための穿刺や静脈路確保が困難であると判

断された場合などは搬送を優先する。
・静脈路確保のための穿刺針の太さ（ゲージ）は，標準プロトコールにおいてとくに定められていない．地域の状況に応じて定められたものがあれば，その範囲内で実施する．太い穿刺針を用いる必要はなく，一般的には22〜20Gの穿刺針であれば問題はない．
・原則として「静脈路確保」と「ブドウ糖溶液の投与」はセットであり，「ブドウ糖溶液の投与」をしない前提で，「静脈路確保」のみの指示を医師が出す，あるいは救急救命士がその指示を受けるのは適切でない．

【文　献】

1) 救急救命士標準テキスト追補版編集委員会，編：「心肺機能停止前の重度傷病者に対する静脈路確保及び輸液」プロトコール．救急救命士標準テキスト追補版；ショックへの輸液・ブドウ糖投与，へるす出版，東京，2014，pp30-33.
2) 救急救命士標準テキスト追補版編集委員会，編：「心肺機能停止前の重度傷病者に対する血糖測定及び低血糖発作症例へのブドウ糖溶液投与」プロトコール．救急救命士標準テキスト追補版；ショックへの輸液・ブドウ糖投与，へるす出版，東京，2014，pp73-76.
3) 消防庁救急企画室長，厚生労働省医政局指導課長：救急救命士の心肺機能停止前の重度傷病者に対する静脈路確保及び輸液，血糖測定並びに低血糖発作症例へのブドウ糖溶液の投与の実施に係るメディカルコントロール体制の充実強化について．2014.
4) 厚生労働省：救急救命士法施行規則の一部を改正する省令．2014.

〔田邉晴山，安心院康彦〕

4. 病院前脳卒中スケール

今回の改訂にあたり，各地域での病院前脳卒中スケールが整備されたので，代表例を示す．今後検証を重ね，よりよいスケールへの発展が期待される．

1 倉敷病院前脳卒中スケール（KPSS）

倉敷病院前脳卒中スケール（Kurashiki Prehospital Stroke Scale；KPSS）は，脳卒中の病態を抽出し，その重症度を評価するスコアである．加えて，t-PA静注療法の適応判断に役立てるものとなっている．スコアは，意識水準，意識障害—質問，左右上下肢の運動麻痺，言語の計7項目で評価し，総合点13点として作成されている．各項目で点数をつけ，正常人は0点で全障害は13点である．この範囲で点数が高いほうがより重症である．傷病者が実際に行うことができたかどうかで判断し，試験者は傷病者ができることを予想しない．判断に迷う場合や，意識障害，認知症，失語症のため命令が実行できない場合は，より高い（悪い）点数をつける．

KPSSでもっとも感度，特異度が高い範囲は3～9点で，感度は86%，特異度は93%であった．

以下にスケール（表Ⅲ-14）と評価方法を示す．

1）意識水準

グラスゴー・コーマ・スケール（GCS）やジャパン・コーマ・スケール（JCS）と同様に，呼びかけや痛み刺激などに対する反応をみる．刺激により覚醒する場合は1点，まったく反応がない場合は2点をつける．

2）意識障害—質問

傷病者の名前を聞く．姓もしくは名を正しく言うことができれば正解とする．答えない，不正解は1点とする．

3）運動麻痺

左右上下肢の運動でそれぞれ点数をつける．傷病者に目を閉じさせ，上肢は両手掌を下にして両腕を伸ばすように（臥位は45°，坐位や立位は90°），下肢は両下肢を床上から挙上（30°）するように指示して判断する．上下肢とも保持できずに下垂する場合は1点，重力に抗して挙上できなければ2点とする．意識障害などで指示できずに運動不能の場合はそれぞれ2点をつける．

表Ⅲ-14 倉敷病院前脳卒中スケール（KPSS）

（Kurashiki Prehospital Stroke Scale：KPSS）			全障害は13点満点	
意識水準	覚醒状況			
	完全覚醒		正常0点	
	刺激すると覚醒する		1点	
	完全に無反応		2点	
意識障害（質問）	患者に名前を聞く			
	正解		正常0点	
	不正解		1点	
運動麻痺	上肢麻痺	患者に目を閉じて，両手掌を下にして両腕を伸ばすように口頭，身ぶり手ぶり，パントマイムで指示	運動右手	運動左手
		左右の両腕は並行に伸ばし，動かずに保持できる	正常0点	正常0点
		手を挙上できるが，保持できず下垂する	1点	1点
		手を挙上することができない	2点	2点
	下肢麻痺	患者に目を閉じて，両下肢をベッドから挙上するように口頭，身ぶり手ぶり，パントマイムで指示	運動右足	運動左足
		左右の両下肢は動揺せず保持できる	正常0点	正常0点
		下肢を挙上できるが，保持できず下垂する	1点	1点
		下肢を挙上することができない	2点	2点
言語	患者に「今日はいい天気です」を繰り返して言うように指示			
	はっきりと正確に繰り返して言える		正常0点	
	言葉は不明瞭（呂律がまわっていない），もしくは，異常である		1点	
	無言。黙っている。言葉による理解がまったくできない		2点	
合計			点	

4）言　語

　傷病者に「今日はいい天気です」と繰り返して言うように指示する。はっきりと正確に言えず，呂律がまわっていない，もしくは言葉が異常であれば1点とする。無言，言葉による理解がまったくできない場合は2点とする。この項目では構音障害と失語を想定している。

2 湘南病院前脳卒中スケール（SPSS）

　湘南地域では，病院前脳卒中判定について，シンシナティ病院前脳卒中スケール（CPSS）などを参考に，くも膜下出血を疑う傷病者にも対応できるスケールである湘南病院前脳卒中スケール（Shonan Prehospital Stroke Scale；SPSS）を用いている。表Ⅲ-15 により，「激しい頭痛」「意識障害」「局所症状」についてその有無を発症形式により分類し，表Ⅲ-16 を用いて点数化し，評価している。

表Ⅲ-15　湘南病院前脳卒中スケール（SPSS）—(1)

項目	なし* 評価不能または以前からあり	あり 発症時刻不明	あり 突然の発症
A	激しい頭痛	0	—	2**
B	意識障害（JCS10 以上）	0	1	2
C	局在症状（下記のいずれか） ・片側の麻痺 　（上肢ドロップテストまたは膝立てテスト陽性） ・顔面の麻痺 　（「イー」と言わせて口唇の動きを判断） ・異常な言語 　（呂律がまわらない，話ができない）	0	1	2

*B および C 項で症状が一過性であった場合は 1 点とする
**突然の意識障害または局所症状を伴っているときは，頭痛の訴えがあれば A＝2 点とする

表Ⅲ-16　湘南病院前脳卒中スケール（SPSS）—(2)

A＋B＋C＝1 点以上	脳卒中を疑う
A＋B＋C＝2 点以上	t-PA または手術の可能性
A＝2 点または B＝2 点	特にくも膜下出血を疑う
C＝2 点*	t-PA を考慮

*意識障害を伴っていてもよい

1）激しい頭痛（A）

A項の激しい頭痛とは，これまでに経験したことがないような強い頭痛を指す。それが突然発症（発症時刻が明確である）していればA＝2点と判定し，くも膜下出血を強く疑う。ただし，突然の意識障害または局所症状を認めるときは，傷病者から頭痛の詳細について聴取することが困難となるため，経過中に頭痛の訴えがあればA＝2点とする。

2）意識障害（B）

意識障害の有無は，JCSに基づき10点以上であるか否かにより判定する。突然の意識障害の発症であればB＝2点となり，C項を認めなければくも膜下出血を疑う。

3）局所症状（C）

局所症状は，CPSSに準じて，①片側の上肢または下肢の麻痺の有無，②顔面麻痺の有無，③異常な言語（呂律がまわらない，話ができない）の有無を判定する。いずれかの局所症状が陽性であれば，局所症状ありと判定する。発症時間を特定できなければC＝1点，突然の発症（発症時間の特定が可能）であればC＝2点と判定する。BおよびC項で症状が一過性であった場合はそれぞれ1点と判定する。

4）総合判断

総合判断としてはA～C項の各点数を合計し，1点以上であれば脳卒中を疑う。また，合計点が2点以上であればt-PAによる治療または手術の可能性を考慮する。手術はくも膜下出血における手術や脳出血における手術を指す。A＝2点またはB＝2点（単独）の場合は，特にくも膜下出血を疑う。A＝2点では意識障害または局所症状を伴っていても，くも膜下出血を疑う。C＝2点（意識障害があってもよい）ではt-PAによる治療を考慮する。

3 マリア病院前脳卒中スケール（MPSS）

川崎市，横浜市では，救急現場で腕や脚の運動麻痺や視野障害など5項目のなかから，症状が1つでも認められる場合に，脳卒中が疑われる傷病者として対応することが定められている。その際にマリア病院前脳卒中スケール（Maria Prehospital Stroke Scale；MPSS）を用いて客観的に評価を行っている。MPSSは，CPSSの「上肢挙上」と「構音障害」の項目を一部改変し，表Ⅲ-17として点数化し，t-PA治療の可否を表Ⅲ-18で評価している。

表Ⅲ-17 マリア病院前脳卒中スケール (MPSS)―(1)

顔の麻痺	「目を固く閉じてください」と『イーをしてください』		
	0点	正常	左右対称である
	1点	異常	左右非対称である
上肢の麻痺	閉眼して手のひらを上にして挙上させる		
	0点	正常	両側とも同じように動かすことができる
	1点	異常	片側の腕が動揺。もしくは手が回内する
	2点	異常	片側の腕が落ちる。または上がらない
発語・言語	名前・年齢を言ってもらうなど		
	0点	正常な発語で理解が可能である	
	1点	不明瞭。もしくは理解不能な発語である	
	2点	発語なし	
合計	__/5		

意識のない患者では，痛み刺激を与えるなどして，顔の麻痺，上肢の麻痺の左右差を判定

表Ⅲ-18 マリア病院前脳卒中スケール (MPSS)―(2)

1. トリアージ
0点：脳卒中の可能性は低い（椎骨脳底動脈系の梗塞やTIAの可能性はあり） ≧1点：CPSS≧1と同義と考えられ，発症4.5時間以内はt-PA静注の可能性がある 1～2点：t-PA静注の適応となる確率はやや低く（10%以下），t-PA静注適応外（脳出血の既往），慎重投与（3カ月以内の脳梗塞，抗血栓薬服用中）を確認する時間をとってもよい ≧3点：高い確率でt-PA静注の可能性があり，ただちに搬送する

2. バイパス搬送
以下の場合は，t-PAの適応とならないため，非t-PA施行病院への搬送も可 ・MPSS 0点 ・MPSS≧1点でも，発症4.5時間以上経過または非外傷性脳出血の既往

3. エビデンス
①救急隊員が評価したMPSSと同時に測定したNIHSSスコアは有意に相関する（r=0.89, $p<0.001$） ②救急隊員が評価したMPSSと患者搬送直後のNIHSSスコアは有意に相関する（r=0.67, $p=0.00$） ③MPSSスコアが高いほど搬送後にt-PA静注を受ける可能性が高くなる（0点：0%，1点：4.1%，2点8.8%，3点：13.0%，4点：20.3%，5点：31.5%） ④MPSSによる搬送後のt-PA施行予測の正診率は0.737（95%CI：0.645～0.732） ⑤搬送後のt-PA静注施行率は，MPSSスコアと覚知病着時間に依存する

〔文献1）2）より引用・改変〕

4 経静脈的 t-PA 療法のための トヨタ脳卒中プレホスピタルスケール（TOPSPIN）

愛知県豊田市では，救急隊員が現場で傷病者に接触し，脳卒中が疑われ，かつ発症後間もないと断定または推測されたならば，表Ⅲ-19 の TOPSPIN（TOYOTA Prehospital Stroke Scale for t-PA Intravenous therapy）により，「意識状態」「心房細動」「名前を聞く」「両上肢の挙上」「両膝の屈曲」の 5 項目で判定し連絡，搬送を行っている。TOPSPIN を用いての連絡は，合計点と各項目の素点を「1-2-1-2-1 合計 7 点」などと，医師に報告することで，情報伝達の短縮化を図っている。

表Ⅲ-19　TOPSPIN

意識状態	清明	0 点
	清明ではない	1 点
	共同偏視あり	2 点
心房細動	なし	0 点
	あり	2 点
名前を聞く	正解	0 点
	正解，しゃべりにくい	1 点
	答えられない	2 点
両上肢を挙上させる	左右差なくできる	0 点
	片方の上肢が少しでも上がりにくい	1 点
	片方の上肢が動かない	2 点
両膝を屈曲させる	左右差なくできる	0 点
	片方の膝が少しでも曲げにくい	1 点
	片方の下肢が動かない	2 点

【文　献】

1) Hasegawa Y, Sasaki N, Yamada K, et al：Prediction of thrombolytic therapy after stroke-bypass transportation：The Maria Prehospital Stroke Scale score. J Stroke Cerebrovasc Dis 22：514-519, 2013.
2) Atsumi C, Hasegawa Y, Tsumura K, et al：Quality assurance monitoring of a citywide transportation protocol improves clinical indicators of intravenous tissue plasminogen activator therapy：A community-based, longitudinal study. J Stroke Cerebrovasc Dis 24：183-188, 2015.

〔秋山浩利，PSLS 委員会〕

コラム1 脳ヘルニアとは

　頭蓋内腔は硬い頭蓋骨により囲まれている閉鎖空間であり，大脳鎌と小脳テントにより3つの区画に分離されている。脳ヘルニアは頭蓋内の1つの区画に生じた占拠性病変により生じた圧勾配によって，脳の組織の一部が隣り合った部位に脱出することで起きる。このヘルニアにより脳幹が圧迫されたり偏位することにより生じる症状を「脳ヘルニア症候群」と呼んでいる。内因性の場合には，頭蓋内出血や脳浮腫などの占拠性病変による脳圧亢進状態の際に起きるため，PSLSのアルゴリズム（p.39参照）においても緊急性が高く，「STEP4：判断」において脳ヘルニア徴候があればロード＆ゴーの対象となる。

　脳ヘルニアが完成すると脳は不可逆的な状態となるため，この進行を防ぐ必要があり，その症状には注意を要する。プレホスピタルにおいて観察する必要がある症状としては，①意識障害，②瞳孔異常，③四肢異常反応，④呼吸パターン異常に注意が必要である。これらはいずれも脳幹の圧迫や偏位による症状であるが，観察項目としては，①意識障害：JCSやGCSによる評価，②瞳孔異常：瞳孔の不同あるいは両側の縮瞳・散大の有無，③四肢異常反応：麻痺の有無あるいは除皮質硬直や除脳硬直の有無，④呼吸パターン異常：チェーンストークス呼吸，中枢性過呼吸，群発呼吸，失調性呼吸の有無，を確認する必要がある（さらに詳しくは，『ACECガイドブック2014』p.25-30を参照のこと）。

　意識レベルをGCSで評価すれば，除皮質硬直や除脳硬直はそれぞれM3，M2と評価できる。『外傷初期診療ガイドラインJATEC』では，脳ヘルニアを疑う身体所見として，(1) GCS<9，(2) 短時間でGCSが2以上低下，(3) 上記以外で意識レベル低下（GCS>8）と瞳孔不同，片麻痺を有する場合を「切迫するD」として対応するように強調している。しかし，この(3)の場合の脳ヘルニア徴候を観察する際に，脳ヘルニアの種類や進行速度，ステージなどにより，必ずしも意識障害に典型的な瞳孔不同，片麻痺が揃うわけではない。とくに脳幹より上位の間脳を圧迫する中心性ヘルニアの場合には，ヘルニアの初期には軽度の意識障害とともに瞳孔が両側縮瞳を呈する。ヘルニアの進行とともに意識障害の進行をきたし，瞳孔も不同をきたさずに散大していく。しかし，この際に呼吸や四肢の観察を行うと，ヘルニアの進行とともにチェーンストークス呼吸，中枢性過呼吸，群発呼吸，失調性呼吸や除皮質硬直，除脳硬直を認めることができる。つまり大切なことは，頭部外傷や脳卒中を疑う傷病者を観察する際に，意識障害とその他の症状として瞳孔異常，異常呼吸パターン，除皮質硬直や除脳硬直などを認める場合には，典型的な「瞳孔不同，片麻痺」がみられなくても，これらの随伴症状と，脳圧上昇を疑う血圧上昇，脈圧増加，徐脈などのクッシング現象の有無をあわせて観察することにより，頭蓋内圧の上昇による脳ヘルニアの存在を疑うことである。

〔本多　満〕

IV

基礎知識編

1. 急性期意識障害の評価法

意識障害の程度や推移を評価することは，病態の重症度把握や予後予想に有用である。慣用的に使用されるのが Mayo Clinic の分類（1964）で，以下の4つに分類されている。
① 傾眠（somnolence）：疼痛刺激や大きな声にて刺激を与えたときに開眼し，適切な言葉にて応答するが若干混乱した状態
② 昏迷（stupor）：疼痛刺激に対して開眼する
③ 半昏睡（semicoma）：疼痛刺激に対する反応は認められるが，開眼することはない
④ 深昏睡（deep coma）：いかなる刺激にも反応せず，時に呼吸や循環などのバイタルサインが不安定となる

しかし，意識障害の評価には客観的評価が必要なため，救急現場や臨床現場ではジャパン・コーマ・スケール（JCS）やグラスゴー・コーマ・スケール（GCS）を使用することが多い。

1 ジャパン・コーマ・スケール（JCS）

当初は3-3-9度方式と呼ばれ，わが国でもっとも使用されている意識障害の評価法である。JCSでは刺激による開眼状況を大きく3段階に分類し，それぞれをさらに3つに細分化して，意識障害の程度を合計9種類に分類している（表IV-1）[1)~3)]。しかし，意識障害の程度を刺激に対する開眼状況のみに注目して評価をしているため，たとえば除脳硬直と除皮質硬直が同じJCS 200として評価され，神経学的な重症度を十分反映しているとはいい難い場合が存在する。そこで，最近は意識障害の程度を評価するのに医療機関では後述のグラスゴー・コーマ・スケール（GCS）を使用する機会が増加している。

2 グラスゴー・コーマ・スケール（GCS）

意識障害を，開眼状況（E），言語の機能（V），最良の運動機能（M）を組み合わせて評価する[4)~6)]。もっとも重度の意識障害はE1，V1，M1で合計3点，意識が清明な状態はE4，V5，M6の合計15点となる。すなわち，意識障害の程度を3～15点までの13段階に細分化するものである（表IV-2）。

また，GCSではJCS 200で同一であった除脳硬直と除皮質硬直が運動機能（M）

表Ⅳ-1　ジャパン・コーマ・スケール（JCS, 3-3-9度方式による意識障害の分類）

Ⅰ．刺激しなくても覚醒している（1桁で表現）
1　だいたい意識清明だが，今ひとつはっきりしない
2　時，場所または人物がわからない
3　名前または生年月日がわからない
Ⅱ．刺激すると覚醒する―刺激を止めると眠り込む（2桁で表現）
10　普通の呼びかけで容易に開眼する 　　〔合目的な運動（たとえば，右手を握れ，離せ）をするし言葉もでるが，間違いが多い〕
20　大きな声または身体を揺さぶることにより開眼する 　　（簡単な命令に応ずる，たとえば離握手）
30　痛み刺激を加えつつ呼びかけを繰り返すと，かろうじて開眼する
Ⅲ．刺激しても覚醒しない（3桁で表現）
100　痛み刺激に対し，払いのけるような動作をする
200　痛み刺激に対し手足を動かしたり，顔をしかめる
300　痛み刺激に反応しない

表Ⅳ-2　グラスゴー・コーマ・スケール（GCS）

評価項目	分類	スコア
E：開眼 (eye opening)	自発的に開眼する	4
	呼びかけで開眼する	3
	痛み刺激を与えると開眼する	2
	開眼しない	1
V：言語音声反応 (verbal response)	見当識の保たれた会話	5
	会話に混乱がある	4
	混乱した発語のみ	3
	理解不能な音声のみ	2
	なし	1
M：最良の運動反応 (best motor response)	命令に従う	6
	合目的な運動をする	5
	逃避反応としての運動	4
	異常な屈曲運動	3
	伸展反応	2
	まったく動かさない	1

のスコアとして M2 と M3 に区別される。しかし，E が 4 通り，V が 5 通り，M が 6 通りで合計 120 通りの組み合わせがあり，複雑であることが欠点である。

(1) eye opening（E：開眼）の評価

自発的な開眼は E4 と評価する。自発的な開眼がない場合でも，呼びかけや肩などに軽く触れて開眼する場合は E3 である。痛覚刺激で開眼すれば E2，しなければ E1 とする。

(2) verbal response（V：言語音声反応）の評価

見当識が正常であれば V5 である。見当識は「時，場所，人」で判定する。「時」は患者の生年月日ではなく，診察時の曜日や日付（その際，2〜3 日のズレは許容する），「場所」は患者が現在いる場所（病院），「人」は患者本人の名前ではなく，周囲の医師，看護師などの認識を意味する。3 つすべて正答して V5 と判定する。見当識障害があり，混乱した会話は V4，その場にそぐわない不適当な単語は V3，唸り声などの発声が V2，発声もない場合が V1 である。

(3) best motor response（M：最良の運動反応）の評価

離握手や開閉眼などの簡単な指示を出し，それに従えば M6 で，従わない場合には痛覚刺激を行う。刺激部位に四肢をもっていく，あるいは払いのければ M5 とする。刺激に対して逃避屈曲する場合には M4，異常屈曲（除皮質硬直）する場合は M3 とする。両者の区別は，手指の爪床への刺激に対して上肢が屈曲する際に，脇が開く場合は M4 で，脇が閉まる場合は M3 である。刺激に対して異常伸展する場合は M2（除脳硬直）とする。三叉神経領域を含めて刺激に対してまったく反応が

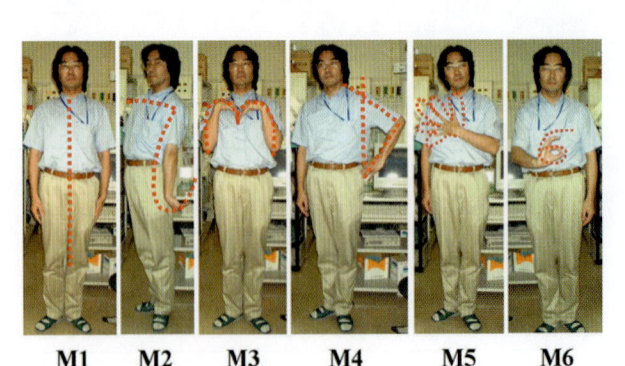

M1 全く動かず　**M2** 異常伸展（除脳硬直）　**M3** 異常屈曲（除皮質硬直）　**M4** 逃避屈曲　**M5** 痛い場所に手をもっていく　**M6** 指示に従う

図Ⅳ-1　GCS の M の覚え方

ない場合にはM1とする。また，安心院らは煩雑なMの評価に関して図Ⅳ-1のような判定法の有用性を強調している[7]。

3 エマージェンシー・コーマ・スケール（ECS）

　意識障害患者を診察する際に重要なことは正確かつ迅速に意識レベルを評価し，さらにいち早く致命的な脳ヘルニアの状態を察知，対応することである。

　その条件を満たすべく2002年にECS学会において，新たなコーマスケールであるエマージェンシー・コーマ・スケール（ECS）が開発された[8]。ECSは初心者にも理解が比較的容易で，評価者間のスコアが一致しやすく簡潔であり，また，より正確に患者の意識レベルを評価することができるため，すべての医療従事者が使用可能なスケールであることが示唆されている[9)10]。

　ECSでは意識障害の重症度に応じて大きく3つの大分類を示し，その構造はJCSのそれを継承している。しかし，Ⅰ桁，Ⅱ桁は2段階，Ⅲ桁は5段階で，全体で9段階の子分類となり，JCSの子分類とは内容が異なっている。もっとも重症であるⅢ桁（ECS 100〜300）の子分類はGCSのE，V，Mの3要素のなかでも，もっとも意識レベルの変化を鋭敏に表すといわれているM成分の評価法に基づいており，GCSの評価法を理解している場合，習得しやすい。よってECSはJCSとGCS両者の長所を導入した構造となっている。また，従来までJCSでは不可能であった除脳硬直，除皮質硬直の異常肢位の表現が可能になり，さらに，「脇を閉めて」という表現を追加することで，異常肢位と正常の屈曲（脇を開ける）との判別も明確化された。さらに重要なことは，JCSでは曖昧であった「覚醒」の定義が明確になり，ECSでは「自発的な開眼，発語，または合目的な動作のうち1つでもみられれば覚醒とする」とされた。また，自発的な開眼については「瞬目」，いわゆる瞬きが観察されるものと限定し，瞬目がない場合には直接睫毛を触ることで睫毛反射を観察できれば刺激により覚醒したとみなし，Ⅱ桁の意識レベルと評価できるという内容が加わった。以上の特徴のように，明確かつ正確に表現できるスケールとなったことにより，実際の臨床において有用なスケールへと改善されている。

　ECSの具体的な評価法に関しては，評価マニュアルを参照してほしい（表Ⅳ-3）。

表Ⅳ-3 ECS 評価マニュアル

> **Ⅰ桁：覚醒しているかどうか観察する**
>
> 【STEP①　自発的な開眼・発語・運動を確認する（Ⅰ桁かどうか）】
> ・言葉による呼びかけや痛み刺激を加えず，自発的な開眼・発語・運動が1つでも確認されれば覚醒状態である
>
> <u>覚醒状態であれば STEP②に進む</u>
> <u>覚醒状態でなければ②を省略し，③に進む</u>
>
> 【STEP②　見当識を確認する（1か2かの区別）】
> ・時，人，場所がわかるかどうか尋ねる
> 　　見当識が保たれていれば……………………………→ECS は1である
> 　　見当識に障害があるか，発語がない場合は…………→ECS は2である
>
> **Ⅱ桁：刺激による覚醒の状態を観察する**
>
> 【STEP③　言葉による呼びかけで反応を観察する】
> ・大きな声で「もしもし，わかりますか」「どうしましたか」と呼びかける
> ・呼びかけにあわせて体をゆさぶってもよい
> 　　言葉による呼びかけで覚醒すれば……………………→ECS は10である
> 　　（言葉は出るが間違いが多い場合もこのレベルとする）
>
> <u>言葉による呼びかけで覚醒しなければ STEP④に進む</u>
>
> 【STEP④　痛み刺激を加えて覚醒の状態を観察する】
> ・付き添いなどがいれば「痛み刺激により覚醒の状態を判定します」と同意をとる
> ・体幹部に外傷のない場合は胸骨部を手拳で圧迫する
> ・四肢の爪部を鈍的に圧迫してもよい
> ・かならず痛み刺激に加えて呼びかけを繰り返す
> 　　痛み刺激を加えて覚醒すれば……………………………→ECS は20である
>
> <u>痛み刺激で覚醒しなければステップ⑤に進む</u>
>
> **Ⅲ桁：刺激しても覚醒しない状態**
>
> 【STEP⑤　痛み刺激に対する反応を観察して ECS 判定を行う】
> ・STEP④の痛み刺激で下記の状態を手早く判定する。この意識レベルでは呼吸抑制を伴ったり，循環動態が不安定な場合があるので迅速な対応をとる
> 　痛み刺激に対して
> 　　疼痛部位に四肢をもっていく，払いのける……………→ECS は100Lである
> 　　引っ込める（脇を開けて）または顔をしかめる………→ECS は100Wである
> 　　屈曲する………………………………………………………→ECS は200Fである
> 　　伸展する………………………………………………………→ECS は200Eである
> 　　動きがまったくない…………………………………………→ECS は300である

【文 献】

1) 太田富雄, 和賀志郎, 半田肇, 他:意識障害の新しい分類法試案;数量的表現(Ⅲ群3段階方式)の可能性. 脳神経外科 2:623-627, 1974.
2) 太田富雄, 和賀志郎, 半田肇, 他:急性期意識障害の新しいGradingとその表現法(いわゆる3-3-9度方式)の可能性について. 脳卒中の外科研究会編, クモ膜下出血早期の意識障害とその対策, にゅーろん社, 川崎, 1976, pp61-66.
3) 太田富雄:意識障害の重症度基準. 綜合臨牀 34:477-482, 1985.
4) Teasdale GM, Jennett B:Assessment of coma and impaired consciousness:A practical scale. Lancet 2:81-84, 1974.
5) Teasdale G, Jennett B:Assessment and prognosis of coma after head injury. Acta Neurochir (Wien) 34::45-55, 1976.
6) Jennett B, Teasdale GM:Aspects of coma after severe head injury. Lancet 1:878-881, 1977.
7) 安心院康彦, 佐々木勝, 坂本哲也:最良運動反応(Best motor response)の視覚的記憶法;病院前救護でのGlasgow Coma Scaleの普及を目指して. プレホスピタル・ケア 21:1-3, 2008.
8) 奥寺敬, 太田富雄, 有賀徹, 他:新しい意識障害評価法ECSの開発;日本神経救急学会ECS検討委員会報告2003. 日神救急会誌 17:66-68, 2004.
9) Takahashi C, Okudera H, Origasa H, et al:A simple and useful coma scale for patients with neurologic emergencies:The Emergency Coma Scale. Am J Emerg Med 29:196-202, 2011.
10) Takahashi C, Okudera H:The Emergency Coma Scale is useful for patients with neurologic emergencies. Nippon Rinsho 72:334-337, 2014.

〔横田裕行, 高橋千晶, 奥寺 敬〕

2. 神経症候と評価

はじめに

　急性発症する脳血管障害では、迅速な診断と治療がきわめて重要である。脳血管障害は意識障害を合併することが多く、詳細な問診が不可能な場合も少なくないため、神経学的所見により脳障害の有無を判断する必要性がある。

1　バイタルサイン

1) 呼　吸

　脳疾患では、病変部位に対応した独特な呼吸が出現する。延髄障害は失調性呼吸、橋から中脳にかけての障害で中枢神経性過呼吸をみる。両側大脳皮質下から間脳の障害ではチェーン-ストークス呼吸が出現する。図Ⅳ-2 にそのパターンを示す。

2) 循環（脈拍と血圧）

　重度意識障害を合併する症例では、血圧170 mmHg以上の場合は脳血管障害の可能性が高い。脳血管障害症例では、頭蓋内圧が亢進していることがあり、経時的な観察により、クッシング現象（徐脈、血圧上昇）を見逃さないことが重要である。
　これとは別に、心房細動は心原性脳梗塞の高リスク要因なので、見逃さないように心がける。

3) 体　温

　間脳（視床・視床下部）や脳幹部の病変では、中枢性過高熱が出現する。髄膜炎、脳炎、脳膿瘍などの感染症でも発熱がみられる。

2　瞳孔・眼球の観察

1) 瞳孔の観察

　瞳孔の大きさは自律神経で調整され、交感神経は瞳孔の散大、副交感神経（動眼神経）は縮瞳に働く。
　瞳孔の観察では、大きさ、対光反射、形状に注意するが、経時的な観察が大切である。

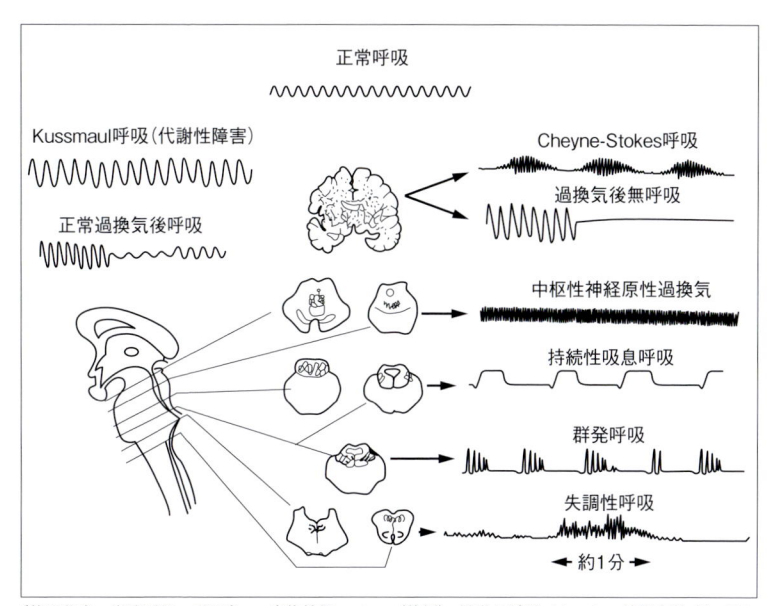

〔竹川英宏，岩波正興，平田幸一：自律神経update（後編）：異常な呼吸パターン．神経内科 68：326-331，2008．より引用〕

図Ⅳ-2 異常呼吸と病巣の関連

(1) 瞳孔径

瞳孔径が5 mm以上を散瞳（図Ⅳ-3a），2 mm以下を縮瞳（図Ⅳ-3b）という．瞳孔不同を伴わない両側散瞳あるいは縮瞳を認めた場合は，全身性疾患（薬物中毒など）による意識障害を疑う．

(2) 瞳孔不同

瞳孔径に0.5 mm以上の左右差を認める場合に瞳孔不同と評価する．瞳孔不同を伴う意識障害では，頭蓋内疾患（脳血管障害，頭部外傷など）に伴う脳ヘルニア徴候を疑う（図Ⅳ-3c, d）．

(3) 対光反射

片側の瞳孔に光をあて，瞳孔が縮小するかを観察する．光量が不十分であると正しい評価ができないため，観察には明るいペンライトを用いる．瞳孔の縮小がみられれば（＋），消失している場合は（－），不明瞭な場合には（±）とする．

対光反射には，光を入れた側の瞳孔が縮小する直接反射と，反対側の瞳孔も縮小する間接反射がある．通常は直接反射のみの観察でよいが，外傷による視神経損傷など視力障害が疑われる場合には間接反射も観察する．意識障害の強さにある程度

a	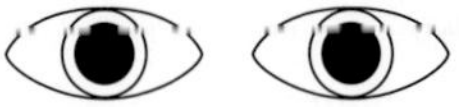	両側散瞳
b	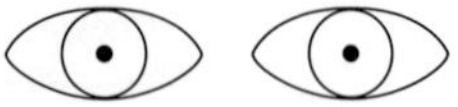	両側縮瞳
c	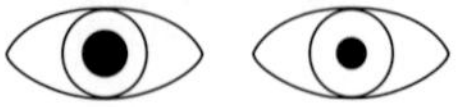	瞳孔不同：瞳孔散大側の大脳半球病変による脳ヘルニア（テント切痕ヘルニア）を示唆
d	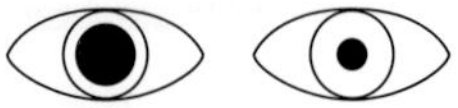 対光反射消失	片側の瞳孔散大と対光反射消失：脳ヘルニア（テント切痕ヘルニア）の完成を示唆
e	病巣側　麻痺側 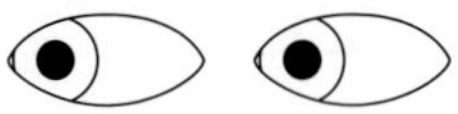	水平性共同偏視（1）：テント上（大脳）の破壊性病変（脳出血，脳梗塞）では，麻痺と対側に偏位する
f	病巣側　麻痺側 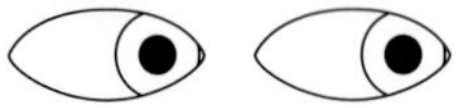	水平性共同偏視（2）：テント下（小脳、脳幹）の破壊性病変では麻痺側に偏位する。大脳の刺激性病変（痙攣発作）も同様に麻痺側に偏位する
g	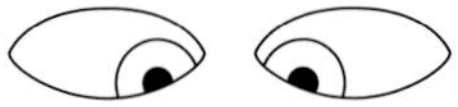	垂直性共同偏視：図は内下方共同偏視
h	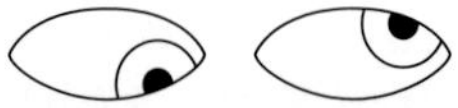	斜偏視
i	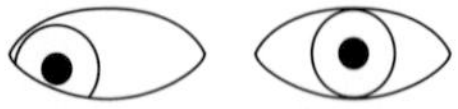	片眼の偏位：図は動眼神経麻痺による片眼の外下方偏位

図Ⅳ-3

比例して瞳孔の対光反射は鈍くなる。

(4) 瞳孔の形状

瞳孔が不整型の場合，白内障手術や外傷など既往症の確認が重要である。

(5) 観察のポイント

・繰り返し観察，変化を確認することが必要である。
・対光反射は瞳孔径とあわせて評価をすることが重要である。
・進行する意識障害，瞳孔不同や麻痺などを認める場合は，瞳孔散大側の大脳半

球の占拠性病変(脳出血, 急性硬膜外血腫, 急性硬膜下血腫など)による脳ヘルニア(テント切痕ヘルニア)を疑う(図Ⅳ-3c, d)。脳ヘルニアは生命に危険のある状態であり, 片側の瞳孔散大と対光反射消失(図Ⅳ-3d)が出現する前に, 迅速に治療可能な病院へ搬送することが望ましい。
・一般に代謝性疾患(低血糖など)による意識障害では対光反射は末期まで保たれる。しかし, 意識障害が強くなると原因疾患にかかわらず対光反射は鈍くなり, 深昏睡では消失する。

2) 眼球の観察

眼球運動では, まず眼位を観察する。通常は正中位であるが, 一側が内転位または外転位である場合には, 脳神経障害が疑われる。頭痛があり, 一側の眼球が外転位で, 瞳孔が散大している場合は, 内頸動脈瘤によるくも膜下出血の可能性がある。脳幹部障害では, ocular bobbing(p.104参照)などの眼球運動異常が出現することもある。

頸髄損傷が合併していないと考えられる傷病者で, 意識障害により指示に応じない場合は, 人形の眼現象(p.104参照)をみる。

人形の眼現象が消失していれば脳幹障害の可能性が濃厚である。

昏睡時には, 急激な頭蓋内圧亢進などを誘発する危険性の高い動作(過度な外旋や上下方向への動き)は避ける。

3) 眼位の異常

(1) 水平性共同偏視

大脳の脳梗塞, 脳出血では, 眼球は病巣側に偏位する(図Ⅳ-3e)。脳幹・小脳の病変では病巣の反対側(麻痺側)に偏位する(図Ⅳ-3f)。また, てんかん発作でも病巣の反対側(麻痺側)に偏位する(図Ⅳ-3f)。

(2) 垂直性共同偏視

下方ないし下内方に向かう共同偏視は視床出血に特徴的な徴候であるが, 肝性昏睡などの代謝性障害でも生じる(図Ⅳ-3g)。

(3) 斜偏視(skew deviation)

片眼が内下方へ, 他眼は外上方に偏位した状態で, 後頭蓋窩の病変(脳幹梗塞, 橋出血, 小脳出血)で認められる(図Ⅳ-3h)。

(4) 片眼の偏位

外眼筋(眼球を動かす筋肉)を支配する脳神経(動眼神経, 外転神経)の障害を示唆する。動眼神経麻痺では患側の眼球が外下方に(図Ⅳ-3i), 外転神経麻痺では内方に偏位する。

4）自発眼球運動

(1) 眼球彷徨（roving eye movement）
眼球が水平方向にゆっくりと行きつ戻りつ徘徊する運動で，脳幹機能が保たれていることを示唆する。両側大脳の病変や代謝性疾患，中毒で認められる。

(2) 眼球浮き運動（ocular bobbing）
両眼が急速に下方に偏位し，ゆっくり正常位に戻る動きで，脳幹の障害で認められる。

5）頭位眼球反射（人形の眼現象）

意識障害があり指示に応じない傷病者に対して，頭部を受動的にすばやく左右に動かして眼球を観察する。頭部の運動の向きと逆方向に両眼の偏位が認められれば陽性（正常）である。この反射が消失している（頭部の運動で眼球が動かない）場合には脳幹障害を疑う。外傷（頸髄損傷の可能性）がある場合，脳ヘルニア徴候が疑われる場合は施行しない。

3　肢　位

昏睡状態では，刺激を加えると（静脈路確保も刺激となる）脇を締めた特異な姿勢をとることがある（図Ⅳ-4）。

1）除皮質肢位（除皮質硬直）

上肢屈曲，肩内転，手指手首屈曲，下肢伸展内転位，足底屈位などを示す姿勢をとる。障害部位は内包，大脳基底核，視床など大脳の広範な部位である。

2）除脳肢位（除脳硬直）

上肢伸展内旋，前腕回内，下肢伸展，足底屈位などを示す姿勢をとる。障害部位は中脳，橋で上部の脳と連絡が絶たれた状態である。脳ヘルニアの進行に伴い出現することが多い。

4　麻痺・運動障害

ごく軽度の麻痺も見落としてはならない。一過性脳虚血発作例では麻痺が認められないこともあるが，その半数近くが48時間以内に脳梗塞を発症する可能性が高いため，病歴の聴取が重要である。

傷病者によっては，麻痺を"しびれ"と表現することもある。

下肢の麻痺の場合には，"ふらつき，めまい"と訴える場合もある。

上肢の麻痺を観察する場合，バレー徴候（Barré sign）が有効であり（図Ⅳ-5），

| 除皮質硬直の上肢 | 除脳硬直 |

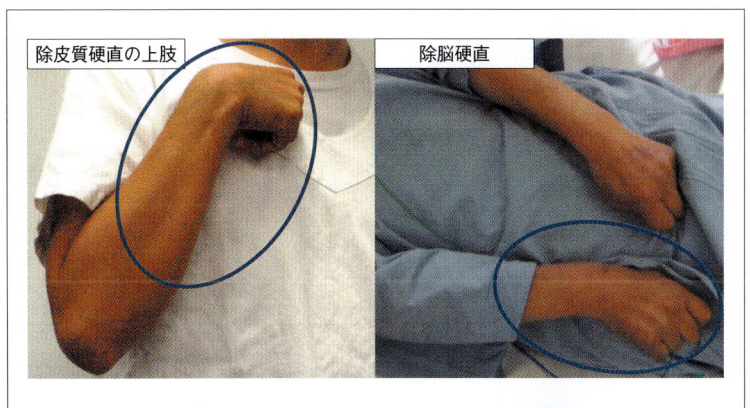

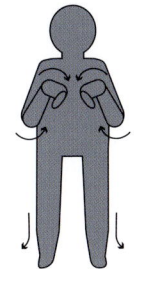

除皮質硬直
上肢は屈曲、肩を内転、手指、手首も屈曲、下肢は伸展・内転し、足も著明な底屈位をとる。大脳の広範な障害

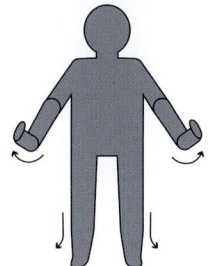

除脳硬直
上肢は伸展、前腕は回内、下肢は伸展し足は底屈する姿勢。中脳レベルの障害により上位との連絡が断たれた状態

| 除皮質硬直・除脳硬直の下肢 |

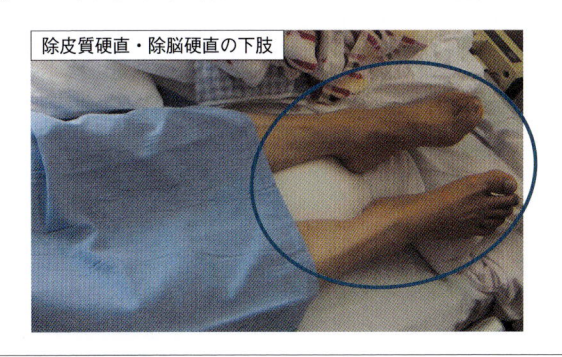

図Ⅳ-4　除皮質硬直・除脳硬直

2. 神経症候と評価　　105

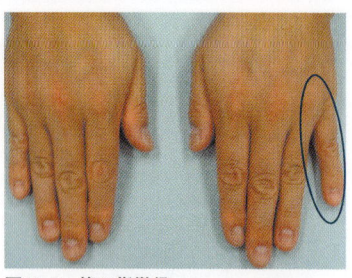

図Ⅳ-6 第5指徴候
指をつけてまっすぐ出させると，麻痺側の小指が離れる

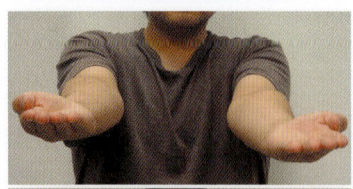

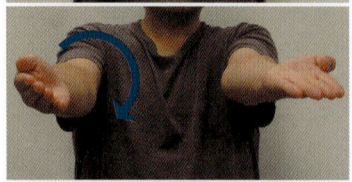

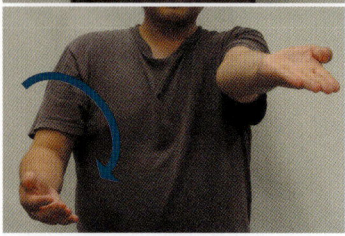

図Ⅳ-5 上肢のバレー徴候
手掌を上にまっすぐに出させると，麻痺側は小指側へ回旋し上肢は下降していく

さらに麻痺が軽度の場合には，第5指徴候が有効である（図Ⅳ-6）。

下肢の麻痺をみるには，ミンガッチーニ（Mingazzini）試験や下肢のバレー徴候が有用である（図Ⅳ-7）。

意識障害が存在する場合には，前述の評価が困難な場合が多い。上肢の麻痺では，ドロップ（drop）試験で麻痺の存在をみることが可能である。左右の上肢を検者が持ち上げて空に浮かし，そのまま検者が手を離す。通常，麻痺側のほうが早く落ちる。本試験で被検者の胸や顔面で手を離すと，ヒステリー患者では，顔面や体をさけて上肢が地上に落下する。

下肢の場合は，両側の膝を立てさせることで判断が可能である。麻痺側では，膝立て保持が困難で，外側に倒れる。また，一側下肢が外旋位をとる場合，麻痺のある可能性がある（図Ⅳ-8）。

重度な意識障害がある場合，異常な肢位をとることがあり（図Ⅳ-4），瞳孔の観察も不可欠である。

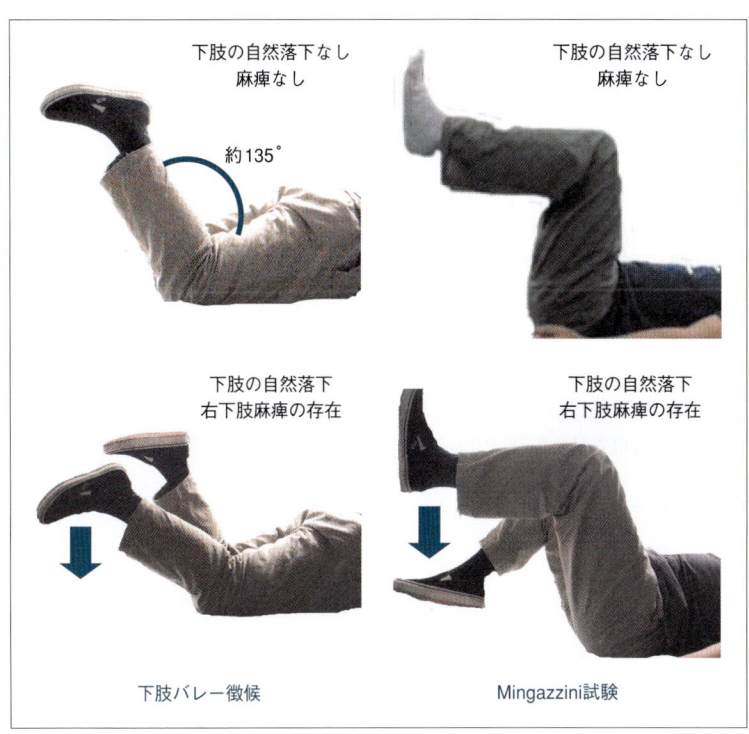

図Ⅳ-7　下肢麻痺のみかた

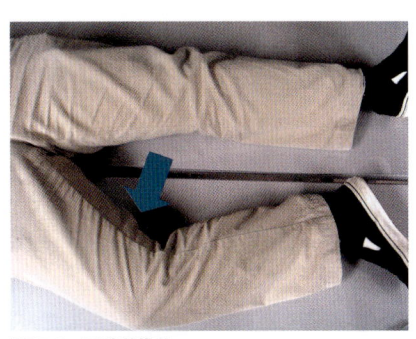

図Ⅳ-8　下肢外旋位

2. 神経症候と評価　107

5 言語障害と注意障害（半側空間無視）

1）言語障害
言語障害には，構音障害と失語がある。

(1) 構音障害
構音障害には，口唇，舌，咽頭，喉頭の麻痺によるもの（麻痺性），小脳障害によるもの，パーキンソン病などの錐体外路障害によるものがある。

脳血管障害では麻痺性の構音障害や小脳性構音障害をみる機会が多い。

麻痺性では，"パピプペポ"や"ラリルレロ"，"ガギグゲゴ"などを繰り返し発音させるとわかることもある。大脳の錐体路障害であることが多いが，脳幹部の局所病変でも起こり得る。

小脳性構音障害は小脳障害でみられ，リズム感がなく，"酩酊状態"のようなしゃべり方になる。

錐体外路性では，小声になることが多い。

(2) 失語症
失語症は，大きく分類すると運動性失語と感覚性失語の2つがある。

すべての失語症では時計，指輪，袖などの物品呼称が障害される。

運動性失語では，自発言語が減少・消失する。

感覚性失語は，言葉の理解が障害されるため，間違った言葉（錯語）や，同じ言葉を繰り返し発語（保続）することが多い（図Ⅳ-9）。感覚性失語があると，従命が

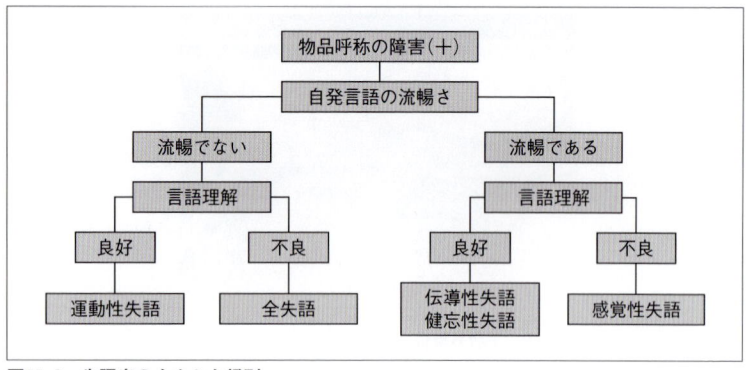

図Ⅳ-9 失語症の大まかな鑑別

できなくなるため、現場活動では注意が必要である。

運動性失語と感覚性失語が両者ともある場合を全失語といい、自発言語は消失し、話しかけても無視するようになる。

失語は、ほとんどが左大脳半球（優位半球）の障害であり、たとえ失語症状のみだとしても、脳内主幹動脈（中大脳動脈）に狭窄がある可能性が高く、軽視してはならない。

2）注意障害（半側空間無視）

右利きの人の優位半球である左大脳半球の障害では、失語症が出現する。非優位半球である右大脳半球の障害では、左側の体部や空間が認識できない半側空間無視が出現することが多い。左麻痺を有する傷病者では、半側空間無視を合併することがあり、その認識は傷病者の観察・処置に有効な情報である。

6 髄膜刺激症状（図Ⅳ-10）

項部硬直、ケルニッヒ（Kernig）徴候、ブルジンスキー（Burdzinski）徴候がある。髄膜刺激症状を認める場合には、髄膜炎やくも膜下出血の存在を疑い、CTや髄液検査が必要となる。くも膜下出血の場合、頸部硬直は発症直後にはみられないことに留意する。

7 頭　痛

頭痛は傷病者の訴えでもっとも多い症状の1つである。高血圧の合併や発症様式（急性か慢性か）、神経学的異常（意識障害、麻痺、言語障害、瞳孔不同、痙攣発作）、また髄膜刺激症状の有無を確認し、器質的頭蓋内病変（とくに脳血管障害）の可能性を評価し、対応可能な医療機関への搬送が重要である。

1）頭痛の原因

頭蓋で頭痛を感じるところは硬膜、比較的太い動脈と静脈、一部の脳神経、筋肉（側頭筋、僧帽筋など）である。これらの部位に炎症や外力が作用すると、頭痛として感じる。脳出血、くも膜下出血、脳腫瘍では頭蓋内圧亢進のために硬膜や動脈と静脈が伸展し、激しい頭痛を感じる。脳動脈（とくに椎骨動脈）の解離でも激しい頭痛を感じる。急性発症した激しい頭痛は、くも膜下出血を意識した観察・処置が必要である。

血管性頭痛（片頭痛、群発頭痛）では、頭蓋内の動脈と静脈の収縮と弛緩が関与していると考えられている。三叉神経の炎症では、顔面から頭部にかけて激しい頭痛を訴える（三叉神経痛）。一方、頭痛のなかでもっとも一般的な筋緊張性頭痛は、

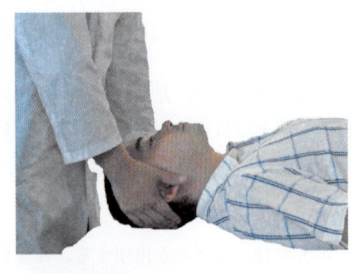

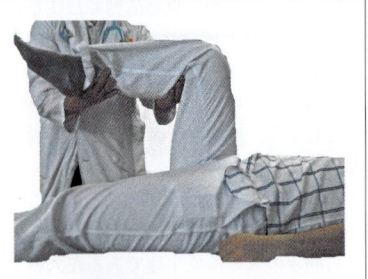

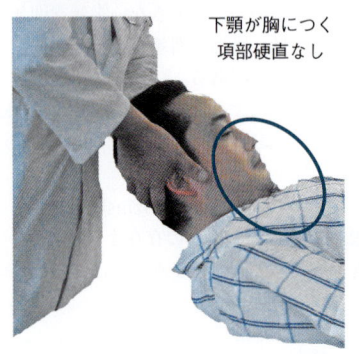

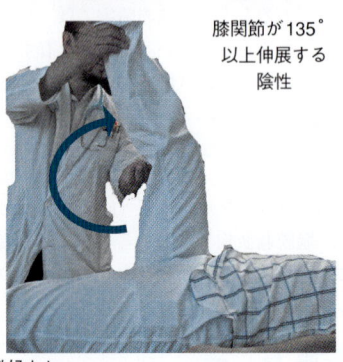

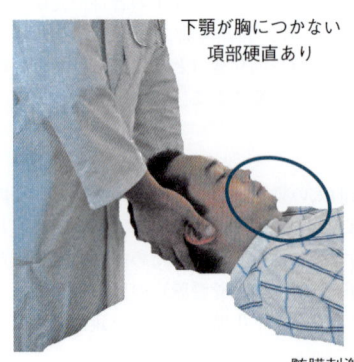

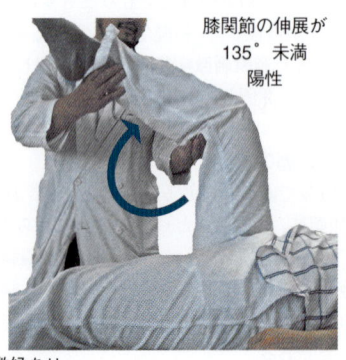

図Ⅳ-10 髄膜刺激症状のみかた

表Ⅳ-4 頭痛の原因

頭蓋外	
側頭筋，僧帽筋の収縮，炎症など	筋緊張性頭痛
三叉神経の炎症	三叉神経痛
浅側頭動脈の炎症	側頭動脈炎
頭蓋内	
頭蓋内動脈，静脈の収縮と拡張	片頭痛，群発性頭痛
硬膜の伸展（頭蓋内圧亢進）	脳出血，くも膜下出血，脳腫瘍など

側頭筋，僧帽筋の収縮や炎症によって生じる（表Ⅳ-4）。

2）観察と判断

ただちに治療を行わなければ生命予後や機能予後に重大な影響を及ぼす頭蓋内器質病変の有無，とくに脳血管障害の発症を判断することが重要である。そのためには意識レベル，バイタルサインや髄膜刺激症状などの神経学的所見を繰り返して観察することが必要である。

(1) 意識レベルとバイタルサイン

初期評価で意識障害を有している場合は，脳血管障害を強く疑う。さらに高血圧を呈し，徐脈を伴う場合は著明に頭蓋内圧が亢進した状態（クッシング現象）を考慮する必要がある。

(2) 髄膜刺激症状

初期評価で意識レベルとバイタルサインを把握した後，重点（全身）観察として，①頭痛のほかに，②嘔吐・嘔気，③項部硬直の有無を観察する。これらの徴候が存在するときには髄膜刺激症状を有することになり，くも膜下出血や髄膜炎を疑う。

(3) その他の神経症状

重点（全身）観察の一環として，さらに神経学的な左右差，すなわち瞳孔不同や麻痺の有無，運動障害，言語障害（失語症，構音障害）の有無を判断する。これらの症状が存在するときには脳血管障害の可能性が高く，すみやかに対応可能な医療機関へ搬送する。

8 めまい

めまいは，心疾患を原因とする心原性，耳鼻科的疾患を原因とする内耳性，および頭蓋内疾患を原因とする中枢性に大別される。心原性のめまいは「フワフワ」す

表Ⅳ-5　中枢性と内耳性のめまいのちがい

	中枢性	内耳性
症状	回転感	強い回転感
意識障害	時にあり	ない
聴力障害	ない	多い
小脳障害		
協調運動障害	伴う	伴わない
企図振戦	伴う	伴わない
嘔気，嘔吐	軽度	強い

る浮遊感が主体で，回転性のめまい（眩暈）は内耳性や頭蓋内疾患由来のことが多い。

1) めまいの原因

　心原性めまいは不整脈，血圧低下など心機能や循環機能の異常により脳血流が低下することで生じる。多くは目が回るような感覚は乏しく，傷病者は「足が地につかない感覚」「フワフワする」などの症状を訴える。嘔気や嘔吐を伴うことはまれである。

　内耳性・中枢性めまいでは「景色が回る」「天井が回る」「自分が回る」などの症状を訴えるが，内耳性でその程度はより重篤である。また，内耳性めまいでは付随する症状として耳鳴りや難聴を伴うことが多い（表Ⅳ-5）。

　突然の回転性めまいがあり，小脳症状である協調運動障害を有する場合は小脳梗塞など，小脳病変が疑われる。

2) 観察と判断

　中枢性めまいには，ただちに治療を行わないと生命予後や機能予後に重大な影響を及ぼす小脳梗塞や小脳出血などが含まれている。意識レベル，バイタルサインや小脳症状などの神経学的所見を，重点（全身）観察のなかで判断することが必要である。

<小脳症状>

　小脳の障害で生じる協調運動障害の簡便な評価方法は「指鼻試験」である。

　指鼻試験は意識が清明であることが前提であるが，意識障害を有する場合はそれだけで中枢性と考えるべきである。傷病者の一側の腕を伸ばさせて，そこから人差指で自分の鼻の先端を触るように指示する。左右の人差指で別個に評価するが，運動がぎこちなかったり，振戦が生じたり，あるいは正確に鼻の先端に人差指をもっていくことができなかった場合は，協調運動障害が存在し，その側の小脳半球の障

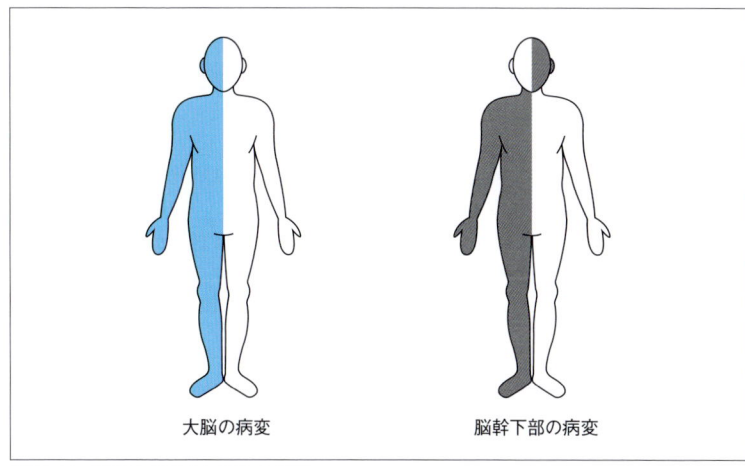

図Ⅳ-11　脳卒中を疑うしびれの分布

害を疑う必要がある。同様の検査として，傷病者の一側のかかとを他側の膝にあてて，そのまままむこうずねに沿って足まで移動させる「膝踵試験」などがある。

9　しびれ

　運動神経や筋肉の障害で生じるのが麻痺であるが，知覚神経や感覚器の障害，とくに痛覚障害や温度覚障害で生じるのがしびれである。すなわち，しびれはこれら知覚機能の障害によって生じる。しかし，しびれを自覚し，訴えることができるのは意識障害がない，あるいはあっても軽度であることが前提となるので，高度意識障害を有する場合の評価は困難である。

1）しびれの原因

　しびれは四肢や体幹部，顔面の皮膚に存在する感覚器から末梢神経である知覚神経（正中神経，坐骨神経などの脊髄神経と三叉神経などの脳神経）とそれらの情報を視床に伝達する神経路（脊髄視床路や二次性上行路）の障害，知覚の中継中枢である視床，大脳感覚野（頭頂葉）の障害で生じる。脳血管障害を原因とするしびれは大脳，脳幹の病変に由来するため，特徴的なパターンを示す。すなわち，一側の大脳では顔面を含む対側のしびれが出現し，脳幹では対側体幹のしびれと同側顔面のしびれが出現する（図Ⅳ-11）。一方，末梢神経の障害を原因とするしびれでは神経支配に一致したしびれが出現する。たとえば，長時間正座をしたときに両下肢に

2．神経症候と評価　**113**

しびれを感じるのは，膝を屈曲したために生じる膝窩動脈の狭窄と脛骨神経や腓骨神経の直接圧迫による複合的な原因により，神経機能の低下によって生じる。感覚器の障害を原因とする場合は，その部位のみのしびれとなる。

2）観察と判断

初期評価で意識，気道，バイタルサインの評価をするだけでなく，重点（全身）観察のなかで上記のしびれの部位や範囲を評価する。とくに，前述したような顔面を含む半身のしびれが出現しているときには脳血管障害の可能性があり，瞳孔，麻痺の有無，言語障害の有無などの症状を有しているかどうかを観察する。

10 痙 攣

てんかん発作の症状として痙攣を認めることがある。てんかんは突発性てんかんと症候性てんかんの2つに分類される。

ここでは，症候性てんかんについて述べる。

痙攣は骨格筋の急激かつ不随意な収縮活動と定義され，大脳，随意運動神経路（錐体路）や末梢神経あるいは神経筋接合部に異常が発生していることを意味する。

痙攣の持続は通常約10秒～数分以内であるが，全身性痙攣ではそれが終わった後，数分～十数分間の意識障害がみられる。痙攣が長時間持続する場合や，いったん消失したのち短時間のうちに反復する状態を痙攣重積と呼ぶ。痙攣はさまざまな疾患に伴って出現するため，初期評価や重点（全身）観察から的確な評価をすることが重要である。

1）痙攣の種類と原因

全身性痙攣と一部の筋肉の痙攣に分類される。全身性痙攣には強直性（筋肉がつっぱる），間代性（バタバタする），両者が混在する強直間代性痙攣がある。一部の筋肉の痙攣様の不随意運動として，下肢の筋肉が痛みを伴って突然痙攣を起こす"こむら返り"のように，大脳や随意運動神経路とは無関係の痙攣もある。

年齢によっても痙攣を起こす原因はさまざまである（表Ⅳ-6）。

2）痙攣時の対応

気道を確保し，誤嚥予防に努めるが，傷病者の動きを抑制してはならない。傷病者を支え，衣服を緩める。周囲の危険物や障害物を除去し，痙攣が治まるまで頭部の下に軟らかいクッションを敷く。傷病者を回復体位にすると誤嚥の予防が可能である。痙攣時には有効な換気運動ができないこともあり，つねに補助呼吸や酸素投与の準備をしておかなければならない。ついで意識レベル，脈拍数，呼吸などのバイタルサインの測定を行う。

表Ⅳ-6 年齢による痙攣の原因

乳幼児
・周産期低酸素，周産期頭部外傷 ・髄膜炎，先天奇形，代謝性疾患（低血糖，低カルシウム血症，低マグネシウム血症など）
小児
・熱性痙攣 ・髄膜炎，脳炎 ・頭部外傷
思春期
・てんかん ・頭部外傷 ・脳動静脈奇形 ・脳腫瘍
若年者
・頭部外傷 ・脳腫瘍
中年以降
・脳腫瘍 ・脳血管障害 ・代謝性疾患（肝性脳症，電解質異常，低血糖など）

3) 観察と判断

　救急隊が傷病者の痙攣を目撃したときには，四肢を屈曲・伸展する間代性か硬直する強直性，あるいは両者を含んだ痙攣であるかを観察する。また，発作の形態が全身性の痙攣を生じる広範性のものか，身体の特定部位だけの焦点性の発作が全身に波及するものかを医療機関へ伝えることは，診断や治療の参考になる。また，過去に同様の発作を起こしたことがあるかないかはもちろん，中枢神経感染症（脳炎，髄膜炎など），脳血管障害（くも膜下出血，脳梗塞，高血圧性脳症など），頭部外傷，先天性疾患，神経筋疾患などの既往歴を聴取することも忘れてはならない。小児の場合は，発熱の有無，先天奇形，分娩時外傷，低酸素血症，感染症などがなかったかを聴取することが必要である。

　脳血管障害では約10％の割合で痙攣発作が生じるが，中年以降で痙攣発作の既往がなく，体の特定部位から全身に波及する痙攣は脳血管障害の可能性を考慮し，対応すべきである。

〔谷崎義生，竹川英宏，中島重良，中村光伸，安心院康彦〕

3. 低血糖の原因と症候

1 低血糖の症状

　中枢神経系のエネルギーは大部分をブドウ糖に依存しており，1分間当たり80 mgのブドウ糖が消費されている。正常な脳代謝の維持のため，血糖値の低下に対してはさまざまな拮抗調節反応が備わっている。

　まず，血糖値が80 mg/dl近くになるとインスリンの分泌が抑制され，そこからさらに低下する（55 mg/dl未満）と，インスリン拮抗ホルモン（グルカゴン，アドレナリンなど）が分泌される。これらのホルモンは，肝におけるグリコーゲン分解と糖新生の速度を上げ，低血糖状態の改善に働く。アドレナリンとノルアドレナリンの分泌増加は，多彩な交感神経症状（動悸，発汗，手の震えなど）をもたらし，これは低血糖の警告症状（warning sign）と呼ばれている。

　さらに血糖値が下がる（50 mg/dl未満）と，ブドウ糖欠乏により脳の活動が障害され，中枢神経症状（目のかすみ，生あくび，集中力低下，異常行動など）が出現する。血糖値が30 mg/dl未満になると，一過性片麻痺，意識障害，昏睡など重篤な症状が出現する（表Ⅳ-7）。

　低血糖は早期に発見し，ブドウ糖を投与すれば劇的に改善する。また，脳組織には2g程度のブドウ糖が蓄積されているため，数時間の昏睡でも回復することが多い。しかし，低血糖が長時間遷延すると脳浮腫による不可逆的な脳障害をきたし，死に至ることもある。

表Ⅳ-7　低血糖の症状

交感神経症状（血糖値 55 mg/dl 未満）
症状：不安，神経質，動悸 徴候：発汗，蒼白，低体温，頻脈，振戦，高血圧，不整脈
中枢神経症状（血糖値 50 mg/dl 未満）
症状：頭痛，かすみ目，複視，空腹感，悪心，倦怠感，眠気，めまい 徴候：錯乱，奇異行動，発語困難，興奮，せん妄，嘔吐，傾眠，失語，失調，眼振，麻痺，痙攣，昏睡，浅呼吸，徐脈

2 低血糖の誘因

1) 糖尿病治療中に起こる低血糖

糖尿病治療中に重症低血糖が起こる頻度は，1型糖尿病患者100人で年当たりおよそ100件[1]，スルホニル尿素（SU）薬治療中の2型糖尿病患者で1～2件と推定されている[注1]。低血糖はどの時間帯にでも起こり得る緊急症であるが，深夜には交感神経の働きが低下して低血糖への反応が鈍くなるため，夜間から早朝にかけての低血糖も少なくない。

(1) 糖尿病治療薬が原因となる低血糖

・インスリン（図IV-12，表IV-8）　・経口血糖降下薬（表IV-9）

単独では低血糖を起こしにくい薬剤も，インスリンやSU薬との併用で低血糖を起こすことがある。日頃から糖尿病治療薬の名前に慣れ親しんでおくと，意識障害の傷病者に対して，より積極的に血糖異常を疑うことができる。

(2) 患者の生活・行動による誘因

食事の時間の遅れ，いつもより少ない食事量，いつもより多い運動量，食事前空腹時の運動，薬・インスリン量の間違い，アルコール摂取，入浴後，などがある。

(3) 身体状況や治療状況による誘因

シックデイ[注2]，腎機能障害，インスリン分泌促進薬（SU薬，速効型インスリン分泌薬）の作用を増強する薬物の併用[注3]，肝硬変，糖尿病胃腸症，胃切除後，などがある。

注1）　糖尿病の分類
・1型糖尿病：膵β細胞破壊による絶対的インスリン欠乏状態のため，インスリンが必要。
・2型糖尿病：インスリン分泌低下あるいはインスリン抵抗性増大による高血糖状態。経口血糖降下薬が有効。

注2）　シックデイとは
糖尿病患者が発熱，下痢，嘔吐などのため食事ができないことにより，体がストレスにさらされている状況では，普段よりも高血糖になりやすい。一方，嘔吐や食思不振により摂取エネルギーが減ることで，低血糖になる可能性もある。

注3）　インスリンやインスリン分泌促進薬の作用を増強する薬
ワルファリン，アスピリン，非ステロイド消炎鎮痛薬（NSAIDs），β遮断薬，クロラムフェニコール（抗菌薬），MAO阻害薬（パーキンソン病治療薬）など。

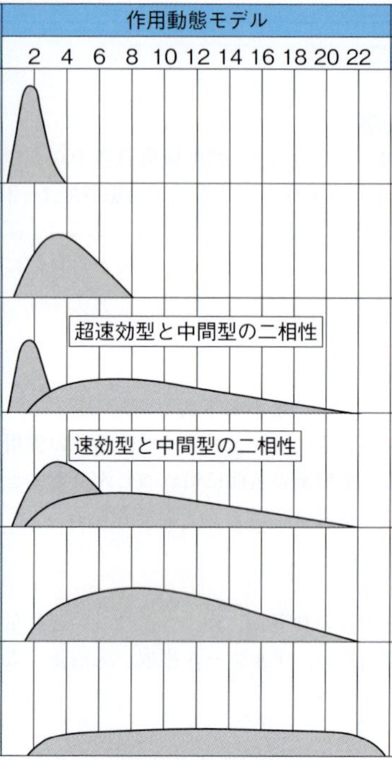

分類	作用動態モデル (2 4 6 8 10 12 14 16 18 20 22)	発現時間	ピーク	持続時間
超速効型		15min	1hr	3hr
速効型		30min	3hr	8hr
混合型	超速効型と中間型の二相性	15min	1hr	24hr
混合型	速効型と中間型の二相性	30min	3hr	24hr
中間型		90min	8hr	24hr
持効型溶解		120min	ピークなし	24hr

図Ⅳ-12 インスリン製剤の種類と作用動態

～メモ：無自覚低血糖～

　低血糖による交感神経症状（警告症状）が認められず，突然意識障害などの中枢神経症状が出現する症例があり，無自覚低血糖と呼ばれている。重症低血糖は無自覚低血糖を背景に起こることが多い。

表Ⅳ-8 各社インスリン製剤の製品名＋カラーコード

分類	製品名＋カラーコード* (*カラーコード：注入器などに与えられたイメージ色)			おおよその作用時間	
	ノボノルディスクファーマ社	日本イーライリリー社	サノフィ社	ピーク時間	持続時間
超速効型	ノボラピッド®	ヒューマログ®	アピドラ®	1 hr	3 hr
速効型	ノボリン®R	ヒューマリン®R		3 hr	8 hr
混合型(超速効+中間)	ノボラピッド®30ミックス	ヒューマログミックス25		1 hr	24 hr
	ノボラピッド®50ミックス	ヒューマログミックス50			
	ノボラピッド®70ミックス				
混合型(速効+中間)	ノボリン®30R	ヒューマリン®3/7		3 hr	24 hr
	イノレット®30R				
中間型	ノボリン®N	ヒューマログ®N		8 hr	24 hr
		ヒューマリン®N			
持効型溶解	レベミル®		ランタス®	なし	24 hr
	トレシーバ®				>42 hr

表Ⅳ-9 2型糖尿病の病態と経口血糖降下薬の特性

	種類	主な作用	低血糖
インスリン抵抗性改善系	ビグアナイド薬	肝での糖新生の抑制	少ない
	チアゾリジン薬	骨格筋・肝でのインスリン感受性の改善	少ない
インスリン分泌促進系	スルホニル尿素薬	インスリン分泌の促進	多い
	速効型インスリン分泌促進薬	インスリン分泌の促進 食後高血糖の改善	多い
	DPP-4阻害薬	血糖依存性のインスリン分泌促進とグルカゴン分泌抑制	少ない
糖吸収・排泄調節系	αグルコシダーゼ阻害薬	炭水化物の吸収遅延 食後高血糖の改善	少ない
	SGLT2阻害薬	腎での再吸収阻害による尿中ブドウ糖排泄促進	少ない

2) 糖尿病治療以外の低血糖の原因

糖尿病治療以外の低血糖の原因としては，以下のものがあげられる。

アルコール多飲，肝不全，悪性腫瘍，胃切除後のダンピング症候群，インスリノーマ，副腎皮質機能低下症（副腎不全），下垂体機能低下症。

低血糖は，糖尿病治療中の傷病者だけに発生するものではなく，また，発汗や振戦など典型的な症状をきたさない場合も多い。脳血管疾患を疑うような神経学的所見の異常（片麻痺，共同偏視など）があっても，意識障害の傷病者では常に念頭に置いて鑑別すべき病態の1つである。

また，高齢者特有の低血糖リスクとして，インスリン代謝の遅延などがある。

3 現場活動のポイント

意識障害の傷病者では，必ず低血糖を疑い，現場で適切な情報収集を行うことが重要である。

(1) 糖尿病の有無についての確認
- 糖尿病や低血糖の既往の有無，かかりつけ医の有無
- 糖尿病治療薬の内容，最終の注射または内服時間

(2) 食事量や最近の様子（シックデイや警告症状）の確認

(3) 病院へ持参するもの

糖尿病の傷病者は，病院受診時や災害時に以下のものを持参するよう指導されている。救急搬送時にも，すべて揃っていると病院での診療が大変スムーズになる。

- 内服薬，注射薬
- 自己血糖測定器（SMBG器）：測定値が記録されているので，最近の変動を参照できる
- 糖尿病連携手帳
- 自己管理ノート
- おくすり手帳
- 血圧手帳
- 糖尿病カード

(4) 傷病者の意識がなく，情報の聴取ができない場合
- 所持品の確認（インスリンや内服薬，血糖測定器，糖尿病カード，おくすり手帳，ブドウ糖，飴など）
- インスリン注射痕の確認（図Ⅳ-13）

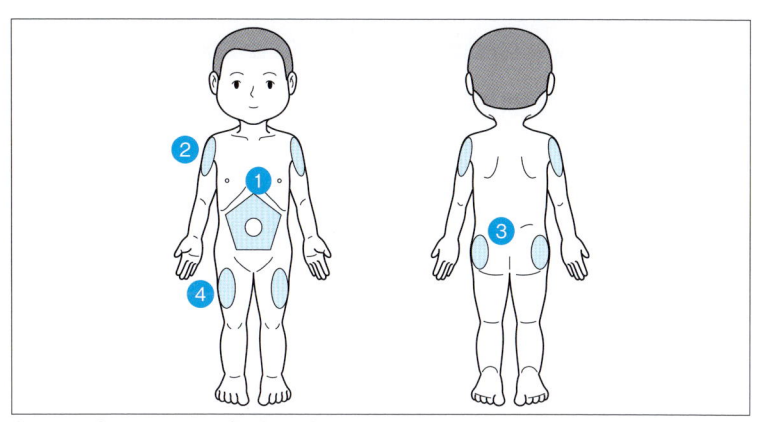

①：腹壁，②：上腕外側部，③：殿部，④：大腿外側部
インスリンの吸収の速さは①→④の順，腹壁から始める傷病者が多い
図Ⅳ-13 インスリンの注射部位

【引用文献】

1) 日本糖尿病学会，編：糖尿病専門医研修ガイドブック，改訂第5版，診断と治療社，東京，2012．

【参考文献】

1) 南 和，小澤直子，編：病院前血糖測定 PMBG 実践テキスト，ぱーそん書房，東京，2014．
2) Beaser RS，編；松澤佑次，監訳：ジョスリン糖尿病デスクブック，医学書院，東京，2007．
3) 岩倉敏夫：糖尿病治療薬による重症低血糖の現状と対策．Diabetes Frontier 25：407-441，2014．

〔南　和〕

IV部　基礎知識編

4. 脳卒中の判断

1　脳卒中の診断と院外救急救命活動

　救急救命士は医療従事者ではあるが，救急救命士法に基づいた救急救命士法施行規則に則して業務が定められており，医師法に定める診断・治療を行うことはできない。したがって，救急救命士が行う院外救急救命業務は病態にもとづいた「処置」であって，診断にもとづいた「治療」ではない。同様に，院外救急救命処置の対象となるのは「傷病者」であって，治療対象としての「患者」ではない。院外救急救命活動では，重症度・緊急度を評価したうえで適切な院外救急救命処置を行い，適切な医療機関選定を行って迅速に搬送すれば，行うべき職務を完遂したことになる。

　一方，院外救急救命活動における「適切な処置」を判断するためには，傷病者の身体所見にもとづく病態の把握が欠かせない。脳卒中を疑う傷病者に対して，t-PA療法の可能性を考慮する場合を考えれば，病態把握の重要性は容易に理解できる。加えて，院内で医師の行う診断と治療指針が「適切な処置」に影響を与える場合がある。たとえば，傷病者がくも膜下出血と診断される場合，くも膜下出血の再出血は生命予後を悪化させるため，院外において傷病者には緊急安静搬送が適応される。このように，適切な院外救急救命活動を行うためには，病態の理解はもちろん，現実には診断・治療に関する知識の一部がどうしても必要になる。

　この章では，院外救急救命活動において，救急救命士が「適切な処置」を行うために理解するべき脳卒中の病態と身体所見について概説し，院外救急救命処置に影響を与える可能性のある脳卒中の診断・治療指針と疫学の一部について述べる。

2　脳卒中

1）脳卒中の病型別発症率

　わが国における脳血管疾患の疾患別死亡原因は第4位（1位：悪性新生物，2位：心疾患，3位：肺炎）であり[1]，そのうち脳卒中は男性に多い。しかし，脳卒中の発症率は心筋梗塞の発症率と比較して3〜10倍多いため，救急現場活動では急性心筋梗塞よりも脳卒中に遭遇しやすい[2)3)]。日本脳卒中データバンクの解析によれば，脳卒中の病型別発症率は，脳梗塞76.9％，脳出血23.1％となっており，脳卒中の8割近くを脳梗塞が占める[4]（図IV-14）。脳梗塞のうち，脳血栓および心原性脳塞栓は発症率が増加している[2)5)]。傷病者の高齢化に伴って心房細動が増加していること

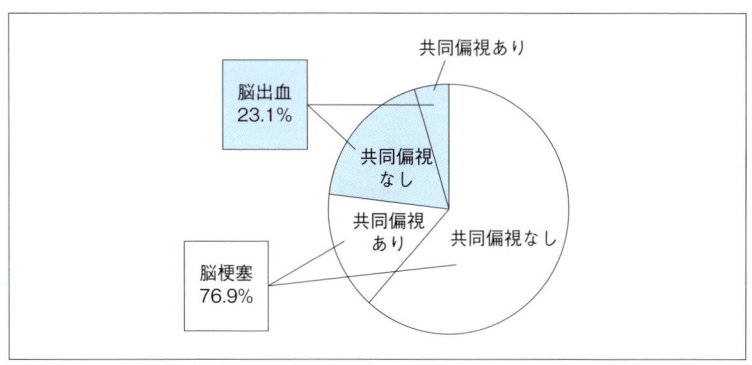

図Ⅳ-14　脳卒中と共同偏視

表Ⅳ-10　脳卒中：脳梗塞と脳出血

	脳梗塞	脳出血
発症	安静時 突然発症して完成	ストレス時 排便中 突然発症して増悪
症状	意識障害　＋ 麻痺　　　＋＋ 頭痛　　　＋－ 嘔吐　　　＋－	意識障害　＋＋ 麻痺　　　＋＋ 頭痛　　　＋＋ 嘔吐　　　＋＋
脳ヘルニア	－	＋
脳卒中における 病型別発症率	76.9%	23.1%

から，とくに心原性脳塞栓の発症率増加が著しい[5)6)]。一方，脳出血およびラクナ梗塞の発症率は減少傾向にある[2)5)7)]。栃木県における調査によれば，脳卒中の病型別5年生存率は，脳梗塞 62.8%，脳出血 57.9%，くも膜下出血 54.9%，脳卒中全体では 62.3%であり，虚血性脳卒中と比較して出血性脳卒中の死亡率が高い[8)]。脳梗塞と脳出血の特徴を表Ⅳ-10 に示す。

2）脳卒中の症状

脳卒中の典型的な5症状は，①突然の，顔面，上下肢の，とくに一側に限局したしびれや脱力，②突然の，言語理解や会話の混乱，③突然の，歩行障害，めまい，バランス障害，不器用さ，④突然の，片眼や両眼の視力異常，⑤突然の，かつてない激しい頭痛，である（図Ⅳ-15）。このうち，脳卒中を疑う3症状，F：Face（顔

4．脳卒中の判断　　123

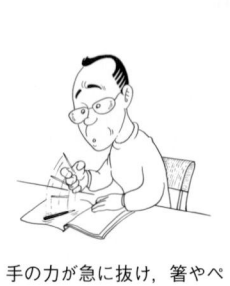

手の力が急に抜け，箸やペンなどをポロリと落とす	片方の手足がしびれる	物が二重にみえる
めまいがして，まっすぐ歩けない	力はあるのに，立てない，歩けない	呂律がまわらない
相手の言うことをよく理解できない	思うように文字を書けない	片方の眼にカーテンがかかったように一時的に物がみえなくなる

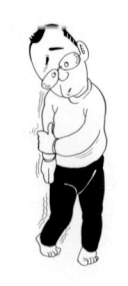

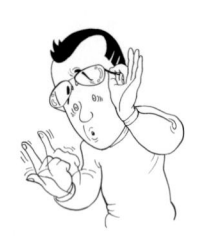

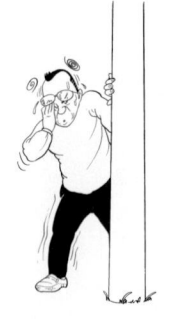

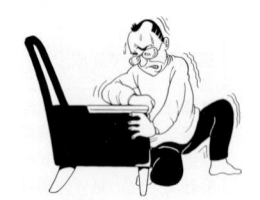

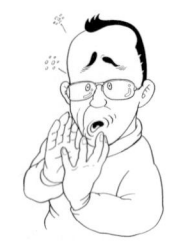

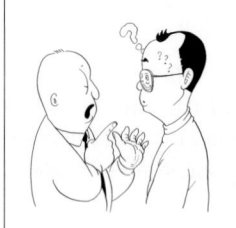

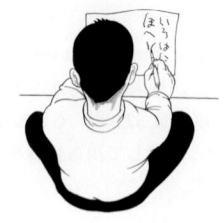

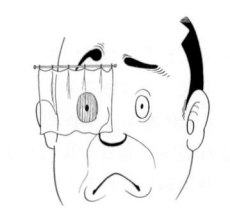

図Ⅳ-15 脳卒中の典型的な症状

の麻痺), A：Arm (腕の麻痺), S：Speech (ことばの障害), については救急要請すべき脳卒中の徴候, ACT-FASTとして一般市民への啓蒙が行われている[9]。シンシナティ病院前脳卒中スケール (CPSS) では, 脳卒中を疑う3症状のうち, 1つでもあれば脳卒中の可能性は72%である[10]。ただし, 二次性脳病変に「脳卒中もどき」が合併することがあるので注意する。

3) 脳卒中の頭痛

　脳卒中の18〜37%に頭痛を認める[11]。出血性脳卒中では頭痛の頻度が高く, 持続時間は長く, 痛みも強い[11]。虚血性脳卒中では頭痛はないか, あっても軽度であり, 短時間で消失する[12] (表Ⅳ-10)。

4) 脳卒中の共同偏視

　脳卒中の20〜30%に共同偏視を認める[13)14] (図Ⅳ-14)。共同偏視の発生率は, 脳梗塞と脳出血では差がない (およそ20〜30%で同じ)[13]。脳卒中の8割近くが脳梗塞なので, 現場で遭遇する共同偏視は脳出血よりも脳梗塞の場合が多い。共同偏視を伴う脳卒中は予後が悪い[14]。

5) 脳卒中の脳ヘルニア

　脳出血やくも膜下出血などの出血性脳卒中では, 出血による占拠性病変から脳圧亢進が生じやすいため, 脳ヘルニアを合併する可能性がある[15)16]。一方, 虚血性脳卒中では占拠性病変が形成されないので, 脳梗塞急性期の脳圧亢進はまれである[17]。ただし, 脳梗塞発症後, 数日にかけて脳細胞壊死から脳浮腫が進行すれば, 脳圧亢進を生じる場合もある[17]。

6) 脳卒中の瞳孔不同

　D (神経症状) の異常は内因性ロード＆ゴーの適応であるが, 瞳孔不同は重要な基準のひとつになっている[18)19] (表Ⅱ-3)。クッシング現象 (著明な高血圧, および著しい徐脈) は脳圧亢進症状として有名であるが, 実際の現場ではあまり遭遇しない[20]。脳圧亢進症状としての具体的な神経学的所見の基準を把握しておくことが重要である。

3 脳梗塞

1) 脳梗塞の病型別発症率と死亡率

　脳梗塞には, 高血圧, 糖尿病, 高脂血症など生活習慣病を背景として発症する脳血栓およびラクナ梗塞と, 心房細動などの不整脈を含む心疾患が原因となる心原性脳塞栓の3種類がある。脳卒中全体における病型別発症率は, 脳血栓24.1%, ラク

ナ梗塞22.7%,心原性脳塞栓19.2%である[4]。脳血栓および心原性脳塞栓の発症率は増加している[2)5]。心原性脳塞栓は出血性梗塞を合併して重症化しやすく,退院時死亡率が高い(18.6%)[8]。一方,ラクナ梗塞はもっとも軽症で,退院時死亡率も低い(1.1%)[8]。

2) 脳梗塞の発症

脳血栓およびラクナ梗塞は,血管壁に形成されたアテローム血栓によって徐々に動脈が閉塞して発症するため,脳卒中のなかでは経過が比較的緩徐であり,夜間から早朝にかけて発症することが多い。脳血栓傷病者のおよそ半数には,24時間以内に局所神経症状が消失する一過性脳虚血発作(TIA)のエピソードがある。病歴聴取の際,傷病者や関係者に「以前にも似たようなことがありましたか?」とTIAの既往について尋ねることは,脳血栓を判断するうえで参考になる。心原性脳塞栓は突然発症して完成するが,不整脈(心房細動)を伴う場合が多く,心電図所見が重要となる[5)〜7]。

3) 脳梗塞の症状

脳出血と比較して,脳梗塞では意識障害の程度が軽く,頭痛,嘔気・嘔吐を伴わないか,伴う場合も症状が軽い[12]。急性期の脳ヘルニアはまれであり,意識障害の増悪は少ない[12)13]。脳梗塞の身体所見について,脳出血との比較を表IV-10に示している。

4 脳出血

1) 脳出血の病型別発症率と死亡率

脳卒中全体における脳出血の病型別発症率は23.1%であり,そのうち,高血圧性脳出血は13.7%,くも膜下出血6.4%,その他の脳出血3.0%である[4]。脳梗塞と比較して,脳出血およびくも膜下出血の予後は悪い[8]。

2) 脳出血の症状

脳梗塞と比較して,脳出血では意識障害の程度が重く,激しい頭痛,強い嘔気・嘔吐を伴いやすい[13]。急性期に脳圧亢進を合併すれば,意識障害が急速に悪化する。脳出血の身体所見について,脳梗塞との比較を表IV-10に示している。

5 くも膜下出血

1) くも膜下出血の発症率と死亡率

脳卒中全体におけるくも膜下出血の病型別発症率は6.4%である[4]。くも膜下出血

は女性に多い（男：女＝1：2）。栃木県における調査によれば，くも膜下出血傷病者の5年生存率は54.9％であり，脳卒中の病型別分類では，くも膜下出血の予後がもっとも悪い[8]。

2）くも膜下出血の症状

脳梗塞と比較して，くも膜下出血では意識障害の程度が重く，激しい頭痛，強い嘔気・嘔吐を伴いやすい。発症直後の意識状態と予後はよく相関することが知られており[21]，くも膜下出血傷病者のおよそ40％は重度以上の意識障害を呈して予後不良である[22]。

3）くも膜下出血における髄膜刺激症状

髄膜刺激症状である項部硬直，ケルニッヒ徴候，ブルジンスキー徴候は，くも膜下出血の発症後，陽性となるまでに数日を要するため，発症直後のくも膜下出血では陽性になりにくい。

4）神経原性肺水腫とたこつぼ型心筋症

くも膜下出血や脳出血による髄液内への出血，または脳圧亢進は，交感神経刺激を引き起こす[23]〜[28]。原因として，①延髄の循環中枢に対する（交感神経性の）直接刺激，②髄液に流出した血液に含まれる炎症メディエータの直接刺激，の2つが考えられている。交感神経過緊張のため血中ノルアドレナリン（NA）濃度は著しく増加する[23]。その結果，著しい後負荷増加と心室収縮の増強が生じて，傷病者は著明な高血圧を呈する[23][24]。血管壁収縮増加によって肺胞毛細血管圧が上昇すると，血液中の晶質液が肺胞に漏出するため，神経原性肺水腫を生じる[25]〜[27]。心臓への過剰な交感神経刺激は，神経原性肺水腫，著明なST低下（上昇）を伴う広範囲の心電図変化，たこつぼ型心筋症，急性左心不全，心室性不整脈を経て，心停止をもたらす[24]〜[28]。くも膜下出血における血中NA濃度上昇と予後はよく相関する。

6 脳卒中との判別が重要な疾患

1）低血糖発作

低血糖発作では，脳卒中もどきを生じることがある[29]。低血糖発作に伴う片麻痺は右片麻痺が多く，48時間以内に消失する一過性片麻痺（トッド麻痺）であるが，片麻痺が一過性かどうかは救急現場では判断できない。問診（BAGMASK）における頭痛，嘔気・嘔吐，腹痛など自律神経症状の有無，糖尿病を含む病歴の聴取，インスリンまたは経口血糖降下薬処方の有無，全身観察におけるショックバイタル（顔面蒼白，四肢冷感，発汗過多）など低血糖を示唆する身体所見の観察と病態把握が重要である。一次性脳病変と二次性脳病変の特徴（表Ⅳ-11）も参考にして，総

表Ⅳ-11　一次性脳病変および二次性脳病変における身体所見の特徴と例外

	一次性脳病変		二次性脳病変	
意識障害のタイプ	覚醒障害 GCS；E（eye opening）の障害		認知障害 GCS；V（best verbal response）の障害	
経過	急性	・脳血栓、ラクナ梗塞は比較的緩徐な経過をたどる	緩徐	
意識レベルの変動	−	・脳出血、くも膜下出血では、出血量が増加すれば意識レベルの増悪が生じることがある	＋	
局所神経症状	＋	・意識障害で局所神経症状を認めても、その2割は二次性脳病変（脳卒中もどき）である ・くも膜下出血や髄膜炎、脳炎・脳症には局所神経症状がなくてもよい	−	・低血糖発作、肝性脳症など、二次性脳病変であっても局所神経症状（脳卒中もどき）を生じることがある
瞳孔異常	＋		−	・熱中症では瞳孔不同を生じることがある
呼吸異常	＋		−	・ショックでは、脳灌流低下による脳虚血でチェーン・ストークス呼吸を生じることがある ・髄膜炎、脳炎ではビオー呼吸を生じることがある ・著しい代謝性アシドーシスでは、クスマウル呼吸を生じることがある
不随意運動	−	・脳ヘルニアでは除皮質硬直、または除脳硬直を生じることがある	＋	

注：身体所見の有無を左に、例外を右に箇条書きで示す

合的に判断する。地域MCが定める血糖値測定プロトコールでは、血糖値測定の適応を決定する前に脳卒中を除外する場合があるが、低血糖発作に脳卒中もどきが合併すると、血糖値測定の適応から外れる可能性があることに注意する。

2）肝性脳症

　肝性脳症の17.4％には、片麻痺や対麻痺、共同偏視などの局所神経症状（脳卒中もどき）を認める[30)31)]。脳卒中もどきの発症と、肝性脳症の予後は関係しない[30)]。

問診（BAGMASK），肝機能障害に伴う症状および病歴聴取，全身観察における黄疸，くも状血管腫，メデューサの頭，テリー爪，腹水など肝障害を示唆する身体所見の観察が重要になる。一次性脳病変と二次性脳病変の特徴（表IV-11）も参考にして，総合的に判断する。

3) 急性大動脈解離

急性大動脈解離では，腕頭動脈や左椎骨動脈が閉塞して脳梗塞や片麻痺を生じる場合がある[32]。また，下行大動脈の解離では前脊髄動脈が閉塞して対麻痺を生じる場合がある[33]。

4) 頸部外傷

外傷によって頸部交感神経節を損傷すると，損傷側の片側顔面にホルネル徴候（縮瞳，眼瞼下垂，発汗停止）を生じる場合があり，瞳孔不同とまぎらわしい[34]。

5) てんかん

てんかんの局所性発作であるジャクソン型発作の後に，一過性片麻痺（トッド麻痺）を生じる場合がある[35]。

6) 熱中症

熱中症では，片麻痺などの局所神経症状を認める場合がある[36]。

【文献】

1) 厚生労働省：平成25年（2013）人口動態統計（確定数）の概況. 2014.
2) Shinohara Y：Regional differences in incidence and management of stroke：Is there any difference between Western and Japanese guidelines on antiplatelet therapy? Cerebrovasc Dis 21：17-24, 2006.
3) 篠原幸人：序文；インターベンション時代の脳卒中学；超急性期から再発予防まで. 日本臨牀 64：1-5, 2006.
4) 小林祥泰, 大櫛陽一：脳卒中データバンク 2009, 中山書店, 東京, 2009.
5) Kubo M, Kiyohara Y, Ninomiya T, et al：Decreasing incidence of lacunar vs other types of cerebral infarction in a Japanese population. Neurology 66：1539-1544, 2006.
6) Kobayashi S；Japan Stroke Scale Registry Study Group：International experience in stroke registry：Japanese Stroke Databank. Am J Prev Med 31：S240-242, 2006.
7) 清原裕：脳血管障害の全て；脳血管障害の疫学. 神経内科 58：1-10, 2003.
8) 今井明, 鈴木ひろみ, 渡辺晃紀, 他：脳卒中患者の生命予後と死因の5年間にわたる観察研究；栃木県の調査結果とアメリカの報告との比較. 脳卒中 32：572-578, 2010.
9) Wall HK, Beagan BM, O'Neill J, et al：Addressing stroke signs and symptoms through public education：The Stroke Heroes Act FAST campaign. Prev Chronic Dis 5：A49, 2008.
10) Kothari RU, Pancioli A, Liu T, et al：Cincinnati prehospital stroke scale：reproducibility and

validity. Ann Emerg Med 33:373-378, 1999.
11) Jørgensen HS, Jespersen HF, Nakayama H, et al:Headache in stroke:The Copenhagen Stroke Study. Neurology 44:1793-1797, 1994.
12) Ferro JM, Melo TP, Oliveira V, et al:A multivariate study of headache associated with ischemic stroke. Headache 35:315-319, 1995.
13) Tijssen CC, Schulte BP, Leyten AC:Prognostic significance of conjugate eye deviation in stroke patients. Stroke 22:200-202, 1991.
14) Singer OC, Humpich MC, Laufs H, et al:Conjugate eye deviation in acute stroke:Incidence, hemispheric asymmetry, and lesion pattern. Stroke 37:2726-2732, 2006.
15) Rincon F, Mayer SA:Clinical review:Critical care management of spontaneous intracerebral hemorrhage. Crit Care 12:237, 2008.
16) Brouwers HB, Greenberg SM:Hematoma expansion following acute intracerebral hemorrhage. Cerebrovasc Dis 35:195-201, 2013.
17) Krieger DW, Demchuk AM, Kasner SE, et al:Early clinical and radiological predictors of fatal brain swelling in ischemic stroke. Stroke 30:287-292, 1999.
18) Herman P:The Behr pupil revisited:Anisocoria following cerebrovascular accidents. Stroke 6:697-702, 1975.
19) Takano K, Yamaguchi T, Minematsu K, et al:Differences in clinical features and computed tomographic findings between embolic and non-embolic acute ischemic stroke:A quantitative differential diagnosis. Intern Med 37:141-148, 1998.
20) Cushing HS:Some experimental and clinical observations concerning states of increased intracranial tension. Am J Med Sci 124:375-400, 1902.
21) 後藤修, 田村晃, 仁瓶博史, 他:破裂性脳動脈瘤早期手術後の血管攣縮と6ヵ月転帰;Glasgow Coma Scale による術前重症度との関連. Neurological Surgery 21:221-226, 1993.
22) Edner G, Kågström E, Wallstedt L:Total overall management and surgical outcome after aneurysmal subarachnoid haemorrhage in a defined population. Br J Neurosurg 6:409-420, 1992.
23) Naredi S, Lambert G, Edén E, et al:Increased sympathetic nervous activity in patients with nontraumatic subarachnoid hemorrhage. Stroke 31:901-906, 2000.
24) McLaughlin N, Bojanowski MW, Girard F, et al:Pulmonary edema and cardiac dysfunction following subarachnoid hemorrhage. Can J Neurol Sci 32:178-185, 2005.
25) Banki NM, Kopelnik A, Dae MW, et al:Acute neurocardiogenic injury after subarachnoid hemorrhage. Circulation 112:3314-3319, 2005.
26) 保坂泰昭, 畑下鎮男, 古賀信憲, 他:重症クモ膜下出血に伴う急性肺水腫;24例の臨床的検証. 脳卒中の外科 17:139-143, 1989.
27) 朝井俊治, 種子田護:クモ膜下出血と他臓器の障害. 循環科学 17:472-475, 1997.
28) Lee VH, Connolly HM, Fulgham JR, et al:Tako-tsubo cardiomyopathy in aneurysmal subarachnoid hemorrhage:An underappreciated ventricular dysfunction. J Neurosurg 105:264-270, 2006.
29) Foster JW, Hart RG:Hypoglycemic hemiplegia;Two cases and a clinical review. Stroke 18:944-946, 1987.

30) Cadranel JF, Lebiez E, Di Martino V, et al : Focal neurological signs in hepatic encephalopathy in cirrhotic patients : An underestimated entity? Am J Gastroenterol 96 : 515-518, 2001.
31) Sandyk R, Brennan MJ, Erdmann MW : Conjugate deviation of gaze in hepatic encephalopathy. J Neurol Neurosurg Psychiatry 45 : 1168, 1982.
32) Veyssier-Belot C, Cohen A, Rougemont D, et al : Cerebral infarction due to painless thoracic aortic and common carotid artery dissections. Stroke 24 : 2111-2113, 1993.
33) Walsh DV, Uppal JA, Karalis DG, et al : The role of transesophageal echocardiography in the acute onset of paraplegia. Stroke 23 : 1660-1661, 1992.
34) Firlik AD, Welch WC : Images in clinical medicine : Brown-séquard syndrome. N Engl J Med 340 : 285, 1999.
35) Yarnell PR : Todd's paralysis : A cerebrovascular phenomenon? Stroke 6 : 301-303, 1975.
36) Carson J : Heart stroke associated with left hemiplegia, acute tubular necrosis, hypertension and myocardial damage. Proc R Soc Med 65 : 752-753, 1972.

〔尾方純一〕

IV部　基礎知識編

5. 医療機関の選定

1　脳卒中を疑う傷病者の医療機関選定

　脳卒中を疑う傷病者の医療機関選定は，原則として傷病者の病態に基づいて行うことが望ましい。しかし，病態評価が救急救命士の経験や技能によって異なる，選定した医療機関が必ずしも受け入れ可能ではない，医療機関までの距離が遠いなど，医療機関選定はさまざまな問題を抱えている場合が多い。加えて，救急救命士がt-PA療法の適応と判断する場合であっても，2010年現在，二次医療圏の13%では虚血性脳卒中（脳血栓およびラクナ梗塞）傷病者に対するt-PA療法が一度も行われていない[1]ため，これら地域で虚血性脳卒中を発症した傷病者はt-PA療法の機会を失うか，二次医療圏外の遠隔地への搬送を余儀なくされている[2]。現実には，救急隊員や救急救命士の判断だけに依存する医療機関選定には限界があることから，現在は傷病者の搬送および受け入れを円滑に行うための搬送実施基準を都道府県が策定して，これを運用している。同時に，重症度・緊急度判断基準の運用も開始されており，医療機関選定の根拠となる重症度・緊急度評価の標準化に向けて体制が整いつつある。したがって，PSLSにおける医療機関選定の目安は，あくまで医学的適応の1例であり，各自治体における二次医療圏や医療機関の特性に合わせて運用されている搬送実施基準を否定するものではない。実際には，搬送実施基準と共にPSLSプロトコールを運用することができる。

　図IV-16に，PSLSプロトコールと搬送実施基準，処置拡大の関係（概念図）を示す。重症度・緊急度判断基準の症状など（Step 5：重点観察）において重症以上（ロード＆ゴー）と判断した場合は，搬送医療機関として脳卒中センターや脳卒中急性期医療機関，t-PA療法が可能な医療機関が選択されるが，必要となる救急救命処置はStep 6, 7であり，PSLSプロトコールとしては中等症以下と判断した場合と同じになる。このように，重症度・緊急度判断基準においてどんな判断を下しても，PSLSプロトコールそのものは汎用性を保つよう工夫されている。ただし，各Stepにおいて行われる救急救命処置の具体的な内容は，重症度・緊急度によってそれぞれ異なる。

```
                                                              PSLSプロトコール
                                    JPTEC  ←  外傷    Step1:状況評価

                                    BLS/ALS ←  CPA    Step2:初期評価
                                                      (生理学的評価)

                                                      Step3:情報収集

                             ロード&ゴー               Step4:判断
                             重症以上                 重症度・緊急度判断基準
                                                      (生理学的評価)

                             ロード&ゴー               Step5:重点観察(/全身観察)
                             重症以上                 重症度・緊急度判断基準
                                                      (症状など)
                                                      中等症以下
```

Step6:評価・ファーストコール 特定行為(処置拡大)	Step6:評価・ファーストコール 特定行為(処置拡大)	Step6:評価・ファーストコール 特定行為(処置拡大)
Step7:車内活動	Step7:車内活動	Step7:車内活動
救命救急センターなどの三次救急医療機関 あるいはこれに準じる二次救急医療機関 および地域基幹病院 t-PA療法が可能な医療機関	脳卒中センター 脳卒中急性期医療機関 t-PA療法が可能な医療機関 など	かかりつけ医療機関 場合によっては t-PA療法が可能な医療機関 その他

搬送実施基準;あらかじめ分類・区分された医療機関機能から,脳卒中の重症度,緊急度に応じて搬送医療機関を選定

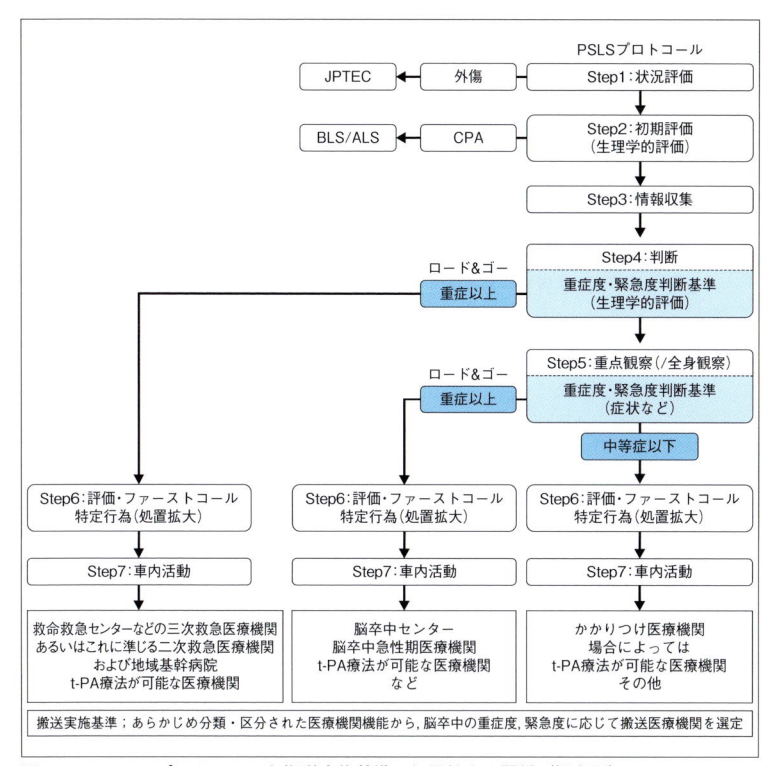

図Ⅳ-16 PSLSプロトコールと搬送実施基準,処置拡大の関係(概念図)

2 医療機関選定に影響を与える因子

1)搬送実施基準

　院外救急搬送において,傷病者の搬送および医療機関による受け入れを適切かつ円滑に行うために,「消防法の一部を改正する法律(平成21年法律第34号)」が平成21年5月1日に公布され,同10月30日に施行された。この法改正では,傷病者の搬送および受け入れに関するルール(搬送実施基準)の策定と,これを取りまとめるための協議会の設置を各都道府県に義務づけており,平成23年末までにすべての都道府県において搬送実施基準の策定が行われた。現在,各自治体の実情に即した搬送実施基準のもとで,重症度・緊急度判断基準の運用と,搬送医療機関選定お

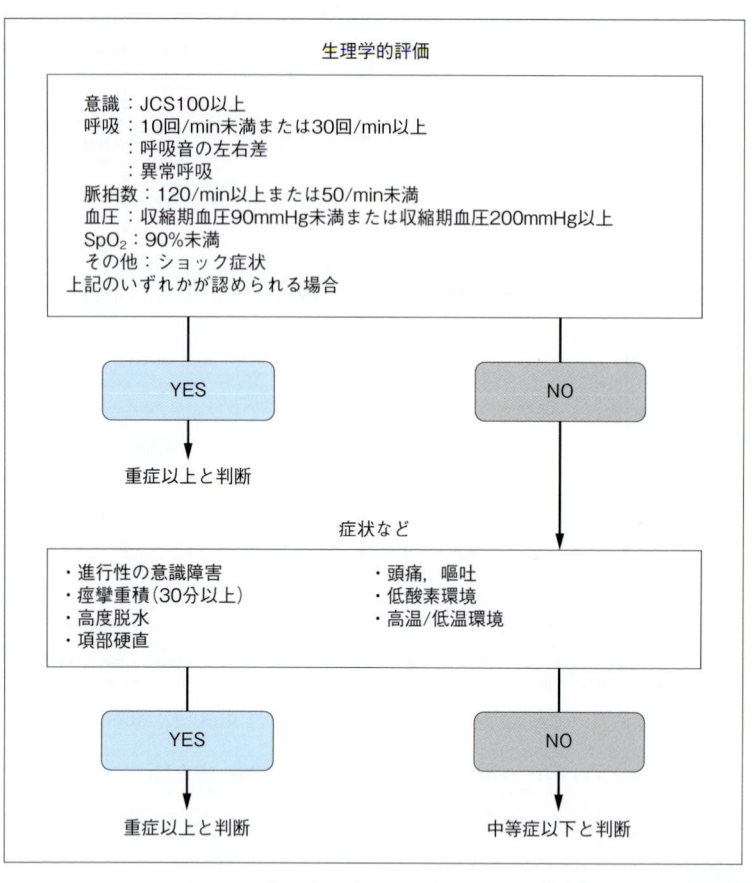

```
┌─────────────────────────────────────────────────────────────────┐
│                         生理学的評価                              │
│  ┌───────────────────────────────────────────────────────────┐  │
│  │ 意識：JCS100以上                                           │  │
│  │ 呼吸：10回/min未満または30回/min以上                        │  │
│  │     ：呼吸音の左右差                                       │  │
│  │     ：異常呼吸                                             │  │
│  │ 脈拍数：120/min以上または50/min未満                         │  │
│  │ 血圧：収縮期血圧90mmHg未満または収縮期血圧200mmHg以上        │  │
│  │ SpO₂：90%未満                                              │  │
│  │ その他：ショック症状                                       │  │
│  │ 上記のいずれかが認められる場合                              │  │
│  └───────────────────────────────────────────────────────────┘  │
│           │ YES                           │ NO                 │
│      重症以上と判断                                             │
│                                                                 │
│                         症状など                                │
│  ・進行性の意識障害         ・頭痛，嘔吐                        │
│  ・痙攣重積（30分以上）      ・低酸素環境                       │
│  ・高度脱水                ・高温/低温環境                      │
│  ・項部硬直                                                     │
│           │ YES                           │ NO                 │
│      重症以上と判断                    中等症以下と判断          │
└─────────────────────────────────────────────────────────────────┘
```

〔財団法人救急振興財団：救急搬送における重症度・緊急度判断基準作成委員会報告書．2004．より引用・改変〕

図Ⅳ-17 意識障害の重症度・緊急度判断基準

よび院外救急搬送が実施されている。搬送実施基準は原則として医学的適応に基づいており，二次医療圏などの保健医療計画から逸脱するものではないが，傷病者の医療機関選定が困難となる事案の発生を防ぐために，地域における医療資源が適切に分配できるよう工夫されている。より適切な傷病者搬送を行うため，各自治体が設置する協議会では搬送実施基準の定期的な見直しを行っている。

表Ⅳ-12 救急現場プロトコル(1):緊急度とその定義

緊急度	定　義	救急現場
赤 (緊急)	◆すでに生理学的に生命危機に瀕している病態。 ◆病態が増悪傾向にあり,急激に悪化,急変する可能性のある病態。※痛み等のがまんできない訴え,症状についても考慮。バイタルサイン異常,ひどい痛み,病態の増悪傾向,急変の可能性を総合的に考える。	【赤1】極めて緊急性が高い病態であるため,緊急に搬送する必要がある病態。 【赤2】緊急性が高い病態であるため,緊急に搬送する必要がある病態。
黄 (準緊急)	◆2時間を目安とした時間経過が生命予後・機能予後に影響を及ぼす病態。 ※痛み等のがまんできない訴え,症状についても考慮	赤ほど緊急性は高くないが,2時間以内を目安とした医療機関への受診が必要な病態。
緑 (低緊急)	◆上記には該当しないが,診察が必要な病態。	緑に同じ
白 (非緊急)	◆上記に該当せず,医療を必要としない状態。	白に同じ

〔消防庁:緊急度判定プロトコル Ver.1;救急現場. 2014. より引用〕

2) 重症度・緊急度判断基準

平成16年,財団法人救急振興財団による「救急搬送における重症度・緊急度判断基準作成委員会報告書(平成15年度財団法人全国市町村振興協会助成事業)」において,10病態に対する重症度・緊急度判断基準が示された。また「救急現場プロトコル」では,緊急度を赤(赤1,赤2),黄,緑,白の4段階に分類しており,病態に依存せず緊急度が判断できるよう配慮されている。これら重症度・緊急度判断基準および救急現場プロトコルの目的は,搬送実施基準の前提となる傷病者の病態評価と,院外救急救命活動における救急救命処置の標準化にある。現在は,搬送実施基準とあわせて,地域特性に合わせた重症度・緊急度判断基準が各自治体によって策定,運用されており,これまで救急隊員および救急救命士の経験,技能に大きく依存していた救急救命処置と医療機関選定の客観的な基準が整いつつある。重症度・緊急度判断基準の1例として「意識障害の重症度・緊急度判断基準」を図Ⅳ-17に,「救急現場プロトコル」を表Ⅳ-12, 13に示す。

3) テレストロークと Drip and Ship 法, Drip, Ship and Retrieve 法

都市部と比較して,離島や地方二次医療圏では t-PA 療法の実施率が低い。しかし,たとえ急性虚血性脳卒中患者を t-PA 療法が可能な遠隔地へ搬送しても,治療開始の遅延をもたらすというジレンマが生じる。この状況が,虚血性脳卒中患者の予後を悪化させている可能性がある。一方,地方医療機関が t-PA 療法の認定を受

表IV-13 救急現場プロトコル (2):意識障害

3	意識障害
症状例	「反応がない」,「意識がないようだ」,「変なことを言う」,「うわごとを言っている」,「いつもと様子が違う」,「気を失った」,「気を失いかけた」など

大項目	緊急度	観察内容
呼吸	赤1	チアノーゼ
	赤1	過度の呼吸努力のため,会話できない状態(単語のみ話せる状態)
	赤1	上気道閉塞(あえぎ呼吸・陥没呼吸・シーソー呼吸等含む)
	赤1	補助呼吸が必要
	赤1	呼吸音の左右差
	赤1	異常呼吸(中枢性呼吸異常・呼吸様式の異常等)
	赤2	とぎれとぎれの会話
	赤2	増悪する吸気性喘鳴
	黄	呼吸苦
	黄	労作時息切れ
	黄	努力(様)呼吸
	黄	吸気性喘鳴
	判定なし	(該当なし)
循環	赤1	ショックの徴候(蒼白・虚脱・冷汗・脈拍触知不能・呼吸困難等)
	赤1	起立性失神(急に立ち上がった際に,ふらつき・めまい等の症状とともに失神したもの)
	赤2	起立性低血圧(病歴で確認されたものを含む)(急に立ち上がった際に,ふらつき・めまい等の症状をおこしたもの)
	赤2	坐位・立位での失神様症状
	赤2	低血圧の疑い(正常血圧や患者の予想される血圧よりも低い場合)
	黄	バイタルサインが正常の上限または下限値である場合,特にその患者の通常の値とは異なっている場合
	判定なし	バイタルサイン正常
意識	赤1	舌根沈下
	赤1	持続する痙攣
	赤1	意識レベルが次第に増悪するもの
	赤2	急に出現した短期記憶の新たな障害
	赤2	急に出現した行動の変容
	黄	新たに出現した軽度の意識障害(GCS14・JCS1)
	緑	慢性的な軽度の意識障害(GCS14・JCS1)
	判定なし	
発熱	赤2	発熱がある免疫不全患者(好中球減少症,臓器移植患者,化学療法またはステロイドを含む免疫抑制剤投与中)
	赤2	発熱があり,かつ,心拍数>90またはRR>20
	黄	発熱があり具合悪そうな状態。(紅潮,傾眠傾向,不安・不穏状態)
	緑	発熱があるが苦痛なく落ち着いた状態

〔消防庁:緊急度判定プロトコル Ver.1;救急現場. 2014. より引用〕

けるためには脳卒中専門医の常勤を含む高い専門性が必要となるが，年間数名の虚血性脳卒中患者に対応するのは現実的ではない[3]。

テレストローク，Drip and Ship 法，Drip, Ship and Retrieve 法は，急性虚血性脳卒中患者の治療に関する地域連携システムである[4)5)]。テレストロークとは，ICTを利用した地方医療機関-脳卒中センター間の画像転送システムの名称であり，地方医療機関で撮影された画像を脳卒中センターへ転送して，転送先の脳卒中専門医が画像読影と診断を行う[4)5)]。急性虚血性脳卒中患者がt-PA療法の適応と判断された場合，地方医療機関においてt-PA療法を開始した後，脳卒中センターへ病院間搬送を行うプロトコールをDrip and Ship法という。また，主幹動脈閉塞患者に対して，地方医療機関にてt-PA療法を開始した後，高度脳卒中センターにおいて脳血管内治療を追加するプロトコールをDrip, Ship and Retrieve法と呼ぶ。これら地域連携システムは，医療圏の枠組みを越えて脳卒中治療の空白地域を解消し，より迅速な脳卒中治療を推進するものであるとされている。

Drip and Ship 法や Drip, Ship and Retrieve 法において安全な病院間搬送を行うためには，血圧治療ガイドラインの厳守，病態や出血の評価，誤嚥の予防などが必要となることから，救急隊および救急救命士がこの病院間搬送を担う存在として期待されている。これら体制の導入にあわせて，各自治体は搬送実施基準の見直しが今後必要となるかもしれない。

4）航空医療搬送

『脳卒中治療ガイドライン2015』では，離島など遠隔地における脳卒中傷病者の救急搬送において，ヘリコプターなどの航空機を使用した航空医療搬送の推進を提言している。

5）脳卒中ユニットと脳卒中ケアユニット，脳卒中センター

脳卒中の診断・治療を行う医療機関において，神経内科，脳神経外科，脳血管内治療科などの各診療科がチームとして包括的に脳卒中の診断・診療にあたる体制を脳卒中ユニット（stroke unit：SU）という。このチーム体制のもとで脳卒中患者の集中治療管理を行う場所（病棟）を脳卒中ケアユニット（stroke care unit）と呼ぶ。また，厳密な定義はないものの，脳卒中センターは，普通脳卒中ユニットと脳卒中ケアユニットを内包した機能をもつ。脳卒中ユニットでは，看護師，薬剤師，リハビリテーション療法士，診療放射線技師などコメディカルスタッフとともに，脳卒中の急性期から慢性期，退院後のリハビリテーションに至るまで包括的・継続的な診察・治療が行われる。脳卒中ユニットや脳卒中ケアユニット，脳卒中センターにおいて脳卒中患者の診断・治療を行うメリットとして，①死亡率の低下[6)〜11)]，②在院期間の短縮[8)9)]，③自宅退院率の増加[9)]，④ADLおよびQOLの改善[6)8)10)11)]，が報告されており，今後も脳卒中治療ではチーム医療が推進されていくものと考えら

れる．救急告示病院のうち，脳卒中ケアユニットを標榜する二次救急医療機関は，脳卒中ユニット，または脳卒中センター機能を備えるため，高度な脳卒中急性期治療に対応することができる．加えて，脳卒中ユニットがテレストロークや Drip and Ship 法，Drip, Ship and Retrieve 法におけるセンター機能を担うことによって，遠隔地や地方における，t-PA 療法を含む脳卒中治療水準の向上と迅速化・最適化に貢献するものと期待される．

【文献】

1) 岡田靖，峰松一夫，小川彰，他：rt-PA（アルテプラーゼ）静注療法の承認後 4 年間の全国における実施状況調査；地域格差の克服に向けて．脳卒中 32：365-372, 2010.
2) 日本脳卒中学会脳卒中医療向上・社会保険委員会，rt-PA（アルテプラーゼ）静注療法指針改訂部会：rt-PA 静注療法適正治療指針第二版．2012.
3) Iguchi Y, Kimura K, Shibazaki K, et al：The number of stroke physicians is the key to preparing IV rt-PA. Cerebrovasc Dis 28：460-467, 2009.
4) Audebert HJ, Kukla C, Vatankhah B, et al：Comparison of tissue plasminogen activator administration management between Telestroke Network hospitals and academic stroke centers：The Telemedical Pilot Project for Integrative Stroke Care in Bavaria/Germany. Stroke 37：1822-1827, 2006.
5) Takao H, Murayama Y, Ishibashi T, et al：A new support system using a mobile device (smartphone) for diagnostic image display and treatment of stroke. Stroke 43：236-239, 2012.
6) Indredavik B, Bakke F, Solberg R, et al：Benefit of a stroke unit：A randomized controlled trial. Stroke 22：1026-1031, 1991.
7) Langhorne P, Williams BO, Gilchrist W, et al：Do stroke units save lives? Lancet 342：395-398, 1993.
8) Kalra L, Dale P, Crome P：Improving stroke rehabilitation.：A controlled study. Stroke 24：1462-1467, 1993.
9) Kalra L, Eade J：Role of stroke rehabilitation units in managing severe disability after stroke. Stroke 26：2031-2034, 1995.
10) Kalra L, Evans A, Perez I, et al：Alternative strategies for stroke care：A prospective randomised controlled trial. Lancet 356：894-899, 2000.
11) Candelise L, Gattinoni M, Bersano A, et al：Stroke-unit care for acute stroke patients：An observational follow-up study. Lancet 369：299-305, 2007.

〔尾方純一〕

コラム2 脳卒中と他の疾患との鑑別 "カメレオンとモドキ" chameleon vs mimics

　脳卒中の触れ込みで搬送されてきた典型的な片麻痺患者が，実は脳卒中ではなく低血糖やてんかん発作後のトッド麻痺であったという経験は，救急現場の日常茶飯事であろう。

　超急性期血行再建療法をふまえて，1分でも早く治療介入をはじめるために，現場の限られた情報のなかから，本物とそうでないものを選り分ける"目利き"になるにはどうすればよいのか？　急性期脳卒中の診療現場で，脳卒中かどうか悩ましい症例への対応は，目撃者（bystander），救急隊（EMS），救急初療医まで，すべてのステップで究極の課題である。

　1995年に発症3時間以内の虚血性脳卒中へのアルテプラーゼ静注療法のEBMが提出され，その翌年にバージニア州マクリーン郡で開催された米国国立衛生研究所（NIH）による専門家委員会の主要テーマは，脳卒中病院前医療での"rapid identification of stroke（RIS）"であった。わが国でもMRI拡散強調画像が"脳卒中の心電図"と呼ばれ，ACT FASTキャンペーンでも，市民レベルでどのようなときに脳卒中を疑って救急要請すべきかが議論されてきた。

　脳卒中が疑われたが脳卒中でないものは"脳卒中もどき（stroke mimics）"と呼び，脳卒中ではないようで実は脳卒中であるものは"脳卒中カメレオン（stroke chameleons）"と呼ばれる。

　代表的な脳卒中もどきとしては，低血糖，痙攣（トッド麻痺），全身感染症，代謝性・薬剤（中毒）性脳症，てんかん（conversion disorder），慢性硬膜下血腫，複雑性片頭痛がある。東京都脳卒中医療連携協議会の検討[1]（p. 177 も参照）では，脳卒中もどきは203例で，低血糖17例，てんかん14例，慢性硬膜下血腫10例，めまい9例などであった。

　脳卒中カメレオンには，右半球病変やsilent areaの脳卒中，あるいは認知症高齢者のように，自覚症状がうまく表出されないため脳卒中としての認識が遅れるものも含まれる。神経機能解剖と脳血管構築に基づく責任病巣の推定（神経局所解剖をふまえた妥当性）が困難であるものも少なくない。多くの症候が神経脱落症状である一方で，acute movement disorderなどの陽性症状で発症する脳卒中も，てんかんなどの機能性病態としばしば誤診され注意を要する[2]。

　突然出現した神経症状への対応のなかで，脳卒中が疑われた場合，臨床経過と神経所見を軸に局在診断を進めながら，画像検査など必要最小限の補助診断を援用しつつ，鑑別診断に至るアプローチが基本となる。臨床病型ごとに二次予防戦略は異なり，脳卒中を診断することは病型診断に直結している。脳卒中

を正しく診断することは，同時に脳卒中でないものを正しく診断することと表裏一体でもある．また，低血糖性片麻痺のように，陳旧性の病巣を基礎に代謝性病態に伴う局所神経症状をきたすものにも注意したい．代謝性病態での神経機能障害は，全身感染症，敗血症，SIRS など全身疾患に合併する神経学的症状を理解する基本となる．救急外来で普通に遭遇する急性意識障害を伴う病態には，基礎疾患の治療とともに改善されるものが多い．

脳卒中でなかった場合も，てんかん，代謝性脳症，各種感染症など，それぞれ迅速な対応や診療の流れに乗せることも要求されている．脳卒中への適切な対応とは，同時に非脳卒中に対しても時宜を逃さないものとして，二次救急やプライマリケアの現場で日常的に求められている．

認知症や高齢独居者の救急搬送も増加し，自覚症状や臨床経過の把握が難しいケースも増加している．脳卒中もどきや脳卒中カメレオンの診断は臨床現場でも challenging であるが，一時点の観察所見に固執せずに臨床経過を注意深く追う姿勢が求められている．信頼性の高い自覚症状や臨床経過を聴取し，謙虚に症例に向き合うとき，ベッドサイドの診察から適切な神経機能障害とそのひろがりを評価することは，特殊な検査装置なく簡便に実施できる点からも，病態がダイナミックに動いている急性期にはきわめて有力な診断ツールとなるであろう．

【文 献】

1) 横田裕行，高木誠，有賀徹，他：急性期脳卒中における病院前救急システムの現状．脳卒中 36：201-205，2014．
2) 後藤淳：脳卒中急性期の初期対応とその課題；"stroke mimics" と "stroke chameleons" を適切に見極めるために．日本医事新報 4555：84-92，2011．

〔後藤 淳〕

V

シナリオ

V部 シナリオ

1. PSLS コースの指針

はじめに

　脳卒中は，プレホスピタルにおいて頻繁に遭遇する病態の1つであり，その重症度はさまざまで，きわめて軽症なものから重篤で切迫したものまである。さらに，脳卒中の傷病者は，その障害により自ら症状を訴えられない場合も多く，また既往歴など発症前の背景がわからないことが多い。

　このような傷病者に対して，神経症状を観察し，それを的確に評価し，対応できることが重要である。とくに，t-PA の適応となる脳梗塞が疑われる傷病者に対しては，迅速な観察，判断，応急処置を施しながら，適切な医療機関を選定し，速やかに搬送しなければならない。そのためには，情報収集能力や観察技術を通して問題点を把握し，傷病者の病態を的確に評価することが必要である。

　ここでは，成人を対象に，(Step 1) 状況評価，(Step 2) 初期評価，(Step 3) 情報収集，(Step 4) 判断，(Step 5b) 重点観察，(Step 6) 評価・ファーストコール・特定行為，(Step 7) 車内活動，について解説する。

　本コースは，脳卒中の観察に不可欠な意識状態，麻痺，構音障害，眼症状，ならびに頭頸部の観察から，t-PA の適応となる脳梗塞だけではなく，脳卒中全般について総合的に評価できるスキルを身につけることを目的としている。

PSLS コースの概略

1) 目 的

　脳卒中が疑われる傷病者（とくに t-PA の適応となる傷病者）が，適切な医療機関で早期に必要な治療を受けられるように，病態を推定し，効率的に対応できるための症状の観察，判断，処置，医療機関の選定と情報提供が的確に行える現場能力を身につける。

2) 内容と方法

　脳卒中全般にわたる講義と実技を行う。そのための①〜⑩の内容領域における一般目標を以下に明示する。
　① 状況評価を習得する (Step 1)。
　② 初期評価を習得する (Step 2)。

③ 初期評価（重症感，A, B, C）における必要な緊急処置を習得する（Step 2）。
④ 現場における基本的な神経学的評価を習得する（Step 2）。
⑤ 脳卒中の情報収集に必要な知識，技能および的確な判断力を習得する(Step 3)。
⑥ CPSS などの病院前脳卒中スケールを習得する（Step 2, 5b）。
⑦ PSLS にかかわる特定行為を習得する（Step 6）。
⑧ 適切な医療機関の選定の基本を習得する（Step 6）。
⑨ 傷病者の情報提供（ファーストコール）を的確に行う技術を習得する(Step 6)。
⑩ 車内活動の手法について，基本的な観察方法を習得する（Step 7）。

一般目標① (Step 1)
状況評価を習得する。
【行動目標】
1. 通報者（バイスタンダーなど）から情報収集することができる。
2. 感染に対する防御の項目を述べることができる。
3. 携行資器材を列挙することができる。
4. 傷病者接触前の現場確認項目を述べることができる。

一般目標② (Step 2)
初期評価を習得する。
【行動目標】
1. 第一印象の重症感を認識することができる。
2. バイタルサインをとることができる。
3. 意識レベルが評価できる（JCS 桁数）。
4. 気道の評価ができる。
5. 呼吸の評価ができる。
6. 循環の評価ができる。

一般目標③ (Step 2)
初期評価（A, B, C）における必要な緊急処置を習得する。
【行動目標】
1. 初期評価で得られた情報をもとに迅速に対応できる。
2. 内因性ロード&ゴー！を正しく判断できる。
3. 心肺機能停止，気道確保が困難な場合に，ただちに緊急処置を行い搬送することができる。

一般目標④ (Step 2)
現場における基本的な神経学的評価を習得する。

【行動目標】
1. 異常肢位について観察できる。
2. JCS，(GCS) を用いた意識レベルの評価ができる。
3. ドロップテストを行い，その評価ができる。
4. 瞳孔観察を行い，その評価ができる。

一般目標⑤ (Step 3)
脳卒中の情報収集に必要な知識，技能および的確な判断力を習得する。
【行動目標】
1. BAGMASK について述べることができる。
2. BAGMASK に従って問診を行い，評価に必要な事項を聴取できる。
3. 収集した情報を整理することができる。

一般目標⑥ (Step 2, 5b)
CPSS などの病院前脳卒中スケールを習得する。
【行動目標 (CPSS の場合)】
1. 顔面麻痺（顔のゆがみ）の観察を適切に行うことができる。
2. 上肢の麻痺を観察できる。
3. 構音障害を観察できる。

一般目標⑦ (Step 6)
PSLS にかかわる特定行為を習得する。
【行動目標】
1. 特定行為の適用を理解している。
2. プロトコールに従って，特定行為を実行できる。

一般目標⑧ (Step 6)
適切な医療機関の選定の基本を習得する。
【行動目標】
1. 地域の状況と傷病者の状態に応じた医療機関の選定ができる。

一般目標⑨ (Step 6)
傷病者の情報提供（ファーストコール）を的確に行う技術を習得する。
【行動目標】
1. MIST について述べることができる。
2. MIST に従って傷病者の情報を理解できる。
3. MIST を用いて傷病者の情報を的確に伝えることができる。

一般目標⑩（Step 7）

車内活動の手法について基本的な観察方法を習得する。

【行動目標】

1. 車内収容直後の対応ができる。
2. 継続観察の概要を説明できる。
3. 得られた情報をもとに継続観察を実施できる。
4. 容態変化時に緊急処置を要する徴候を迅速に同定し，処置ができる。
5. セカンドコールで追加情報を適切に収容医療機関へ伝えることができる。

〔PSLS 委員会〕

V部 シナリオ

2. PSLSコースデザイン

1 PSLSコース開発の背景

　緊急心血管イベントへの対応を標準化したアメリカ心臓学会（AHA）のACLSコースをもとにした心肺蘇生コースが，1990年代半ばより草の根的にわが国に導入されたことをきっかけに，ガイドラインに基づいた各種標準化コースが国内各地で開催されるようになった。わが国でも，主に心肺機能停止状態を対象としたICLSや，外傷を対象としたJPTECなどのコースが開発され，多くの救急救命士・救急隊員が受講している。また，こうしたオフザジョブトレーニングはオフラインMCとしても機能している。

　他項目で示されているとおり，脳梗塞に対してt-PAが使用されるようになった

表V-1　ISLS/PSLSコースのプログラム例（1日コース）

時間（分）	グループ1 （PSLS）	グループ2 （PSLS）	グループ3 （ISLS）	グループ4 （ISLS）
（20）	イントロダクション			
（45）	講義：脳梗塞		BLS (A)	気道管理 (B)
（45）	講義：t-PA		気道管理 (B)	BLS (A)
（60）	昼食			
（20）	イントロダクション			
（45）	意識障害の評価 (A)	脳卒中スケール (B)	呼吸・循環管理 (C)	症例提示 (D)
（45）	脳卒中スケール (B)	評価・判断 (C)	症例提示 (D)	意識障害の評価 (A)
（45）	評価・判断 (C)	症例提示 (D)	意識障害の評価 (A)	脳卒中スケール (B)
（45）	症例提示 (D)	意識障害の評価 (A)	脳卒中スケール (B)	呼吸・循環管理 (C)
（15）	修了式			

(A)(B)(C)(D)はブース（部屋）の名称。脳卒中スケールはPSLSではKPSS，ISLSではNIHSS

表Ⅴ-2 PSLS単独で行うコースのプログラム例（半日コース）

時間(分)	トピック	内容
(10)	講義：総論	PSLSの標準化を目指して
(10)	講義：各論	脳卒中を疑う傷病者に対するアセスメント
(5)	CPSSの評価法	
(15)	KPSSの評価法	各ケース1〜2分，複数のパターンで行う
(15)	デモンストレーション	デモをしながら医師よりポイントを説明
(10)	部分練習の方法	医師よりポイントを説明
(5)	移動・準備	
(10)	部分練習：(Step 1) 状況評価	デモ：watch then practice 確認：コースガイドブックを参照 練習：対人でシナリオに沿って行う まとめ
(20)	部分練習：(Step 2) 初期評価	
(15)	休憩	
(15)	部分練習：(Step 3, 4) 情報収集，判断	
(20)	部分練習：(Step 5b) 重点観察	
(10)	部分練習：(Step 6, 7) 評価，車内活動	
(5)	休憩	
(30)	全体練習：シナリオ	
(15)	医師への全体質問	
(5)	質疑応答・講評	

ことをきっかけに，以前にも増して脳卒中患者の生命・脳機能を救うための「時間との闘い」が重視されるようになった。現在，本書に沿って行われているPSLSコース（オフザジョブトレーニングコース）は，若手医師を主な対象として開発したISLS〔(病院内)脳卒中初期診療〕コースと同時に開催されているISLS/PSLSコース（表Ⅴ-1），PSLS単独で行われているPSLSコース（表Ⅴ-2），そしてPCECと同時に開催されているPCEC/PSLSコース（表Ⅴ-3）がある。各表にそれぞれのプログラム例を示す。各地域の実情に応じて，コースデザインのオプションは容認される。

2　PSLSコースの位置づけ

AHAにより発表された『AHA心肺蘇生と救急心血管治療のための国際ガイドライン』では，脳卒中診療を「8つのD」にまとめている。この「7つのD」における各コースの位置づけは，図Ⅴ-1のとおりである。

表V-3 PCEC/PSLSコースのプログラム例

時間(分)	トピック	内容
(5)	開会式	
(10)	講義：総論	PCECの標準化を目指して
(25)	講義：各論	意識障害者に対するアセスメント
(5)	デモ：CPSS/KPSS/ドロップテスト	デモをしながら医師よりポイントを説明
(20)	実技：CPSS/KPSS/ドロップテスト	・2人一組になり実習（リーダー/傷病者） ・受講者は役割に従ってトレーニングする
(5)	デモ：全身詳細観察	デモをしながら医師よりポイントを説明
(20)	実技：全身詳細観察	・2人一組になり実習（リーダー/傷病者） ・受講者は役割に従ってトレーニングする
(20)	休憩	
(5)	PSLSオリエンテーション	シナリオの説明
(15)	PSLSデモ	基本シナリオを実施する（車内活動は省略）
(60)	PSLS実技演習	受講者4名がそれぞれリーダー役となり、15分×4名の演習を行う
(10)	PSLS小まとめ	質疑
(20)	休憩	
(5)	PCECオリエンテーション	シナリオの説明
(15)	PCECデモ	基本シナリオを実施する（車内活動は省略）
(60)	PCEC実技演習	受講者4名がそれぞれリーダー役となり、15分×4名の演習を行う
(10)	PCEC小まとめ	質疑
(20)	総合質疑	
(15)	修了式	

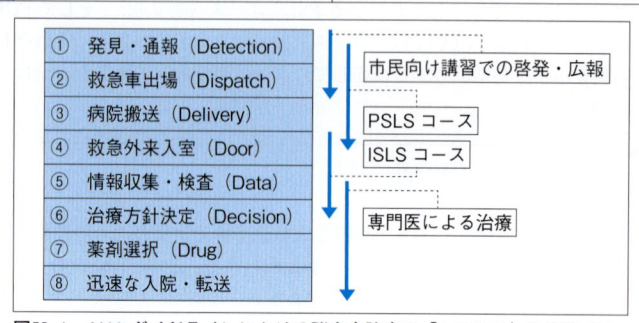

① 発見・通報（Detection）
② 救急車出場（Dispatch）
③ 病院搬送（Delivery）
④ 救急外来入室（Door）
⑤ 情報収集・検査（Data）
⑥ 治療方針決定（Decision）
⑦ 薬剤選択（Drug）
⑧ 迅速な入院・転送

市民向け講習での啓発・広報
PSLSコース
ISLSコース
専門医による治療

図V-1 AHAガイドラインにおける脳卒中診療の「8つのD」の位置づけ

表V-4 PSLSコースとISLSコースの比較

	PSLS	ISLS
意識障害の評価	模擬傷病者を対象に，意識障害のスケールを用いた評価を行うECSやGCSを迅速かつ正確に評価できることを目標に，従来の意識障害スケールであるJCSとの比較を行いながら実習する	脳卒中初期診療の最初の10分間で行うべきことを実習する ・ABCの安定化 ・意識レベルの評価
脳卒中スケール	模擬傷病者を対象として，各病院前脳卒中スケールを用いた評価を行うことを実習の中心とする ・CPSS ・MPSS ・LAPSS ・SPSS ・KPSS　　など	模擬患者を対象に，救急外来で用いる脳卒中スケールを用いた評価を行うことを実習の中心とする ・JSS ・NIHSS （各病院前スケールについても確認する）
評価・判断または呼吸・循環管理	シナリオベースに，初期評価・重点観察を実習する	脳卒中初期診療における呼吸・循環管理のさまざまな方法を知る ・呼吸管理：酸素投与の適応，気管挿管および口咽頭（鼻咽頭）エアウエイ ・循環管理：点滴，降圧の方針とその方法（薬剤） ・その他，血糖管理・頭蓋内圧管理・痙攣への対処
症例提示	脳卒中の代表的な症例をもとに，神経症候，神経学的評価について，病態生理と画像を交えて説明	脳卒中の代表的な症例の画像提示を中心に，症状や治療について説明

3　PSLSコースの具体的なスケジュール

　救急救命士や救急隊員を対象にしたPSLSコースは，BLSや気道管理の基本的な手技や知識があることを前提とし，短時間で最大の効果を得るために，テキストを使用した予習を受講の前提としている。模擬傷病者を対象とした観察シミュレーション，動画を使用した脳卒中スケールの訓練など，双方向的な講義を行っている。ちなみにISLSコースは，ICLSなどの二次救命処置コースを受講していない受講生を対象とした場合には，BLS（成人）および気道管理を含んだ1日コースとしてデザインされている。時間割内の各項目の名称はPSLSとISLSで共通しているが，その内容に変化をもたせ（表V-4），PSLSコースではコース指針に示される一般目標の項目を網羅するような設計となっている。

〔PSLS委員会〕

V部 シナリオ

3. 脳卒中のシナリオシミュレーション

シミュレーションにおいては，シナリオに沿って実技を行い，図V-2のようなチェックシート等を用いて評価し，フィードバックをする。

25項目のチェックリスト

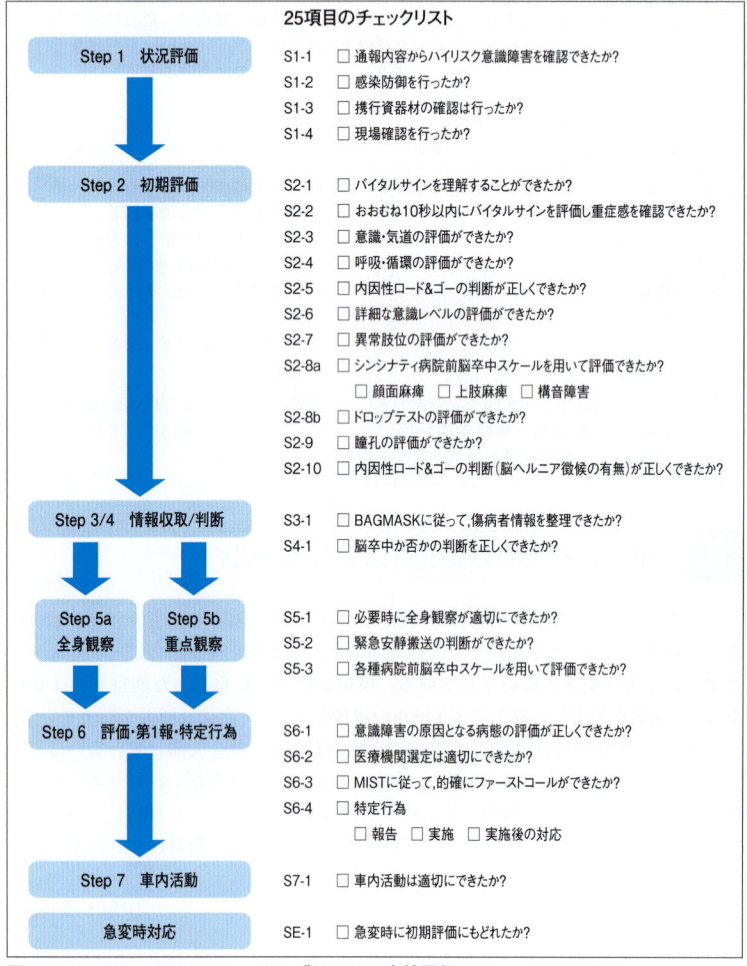

Step 1 状況評価
- S1-1 □ 通報内容からハイリスク意識障害を確認できたか?
- S1-2 □ 感染防御を行ったか?
- S1-3 □ 携行資器材の確認は行ったか?
- S1-4 □ 現場確認を行ったか?

Step 2 初期評価
- S2-1 □ バイタルサインを理解することができたか?
- S2-2 □ おおむね10秒以内にバイタルサインを評価し重症感を確認できたか?
- S2-3 □ 意識・気道の評価ができたか?
- S2-4 □ 呼吸・循環の評価ができたか?
- S2-5 □ 内因性ロード&ゴーの判断が正しくできたか?
- S2-6 □ 詳細な意識レベルの評価ができたか?
- S2-7 □ 異常肢位の評価ができたか?
- S2-8a □ シンシナティ病院前脳卒中スケールを用いて評価できたか?
   □ 顔面麻痺 □ 上肢麻痺 □ 構音障害
- S2-8b □ ドロップテストの評価ができたか?
- S2-9 □ 瞳孔の評価ができたか?
- S2-10 □ 内因性ロード&ゴーの判断(脳ヘルニア徴候の有無)が正しくできたか?

Step 3/4 情報収取/判断
- S3-1 □ BAGMASKに従って，傷病者情報を整理できたか?
- S4-1 □ 脳卒中か否かの判断を正しくできたか?

Step 5a 全身観察 / Step 5b 重点観察
- S5-1 □ 必要時に全身観察が適切にできたか?
- S5-2 □ 緊急安静搬送の判断ができたか?
- S5-3 □ 各種病院前脳卒中スケールを用いて評価できたか?

Step 6 評価・第1報・特定行為
- S6-1 □ 意識障害の原因となる病態の評価が正しくできたか?
- S6-2 □ 医療機関選定は適切にできたか?
- S6-3 □ MISTに従って,的確にファーストコールができたか?
- S6-4 □ 特定行為
   □ 報告 □ 実施 □ 実施後の対応

Step 7 車内活動
- S7-1 □ 車内活動は適切にできたか?

急変時対応
- SE-1 □ 急変時に初期評価にもどれたか?

図V-2 PSLS・PCECトレーニングにおける実技評価のチェックリスト例

代表的な10例のシナリオ

上記QRコードを読み取ると，全10症例のクリニカルマップを携帯端末でご覧いただけます。

症例一覧

症例 No.	疾患分類	適応プロトコール
症例1	rt-PA候補	PSLS
症例2	脳梗塞（軽症）	PSLS
症例3	脳梗塞（重症）	PSLS
症例4	脳出血（重症）	PCEC/PSLS
症例5	くも膜下出血	PSLS
症例6	脳梗塞（高齢者）	PSLS
症例7	脳出血（重症）	PCEC/PSLS
症例8	低血糖	PCEC/特定行為
症例9	熱中症・ショック	PCEC/特定行為
症例10	大動脈解離	PSLS

※クリニカルマップについての詳細・みかた（例）は，『ISLSガイドブック2013』（へるす出版）のp.26～28も参照。

〔安心院康彦，秋山浩利，高梨利満〕

症例 1 rt-PA 候補

●病態の判断ポイント

軽度の意識障害を伴う突然の言語障害，顔面の左右差，右片麻痺などから，脳血管障害が強く疑われる。言語障害は失語症と構音障害の2つに分類されるが，このケースの場合は後者となる。「呂律がまわらない」と表現されているように喋るときの声が不明瞭で，いわゆる酒に酔っているときのような喋りが特徴的である。

●救急活動のポイント

通報内容からハイリスク意識障害は否定的である。初期評価では内因性ロード＆ゴーではない。関係者より発症前後の経過について経時的聴取を行うこと，手術歴がないことを傷病者本人から聞き出す。CPSS の結果から脳卒中疑いと判断する。CPSS 再検または KPSS などを用いて脳卒中の再評価を行う。rt-PA の適応である可能性も念頭においた医療機関選定が必要となる。

●入院後の経過

発症から1時間後に病院に搬送され，頭部 CT では脳梗塞の所見はみられず，rt-PA の静注療法が行われた。言語障害も比較的速やかに改善し，麻痺もほとんど後遺障害を残さないほど著明に改善した。

<最終診断>

左中大脳動脈領域の血栓塞栓症。

Case 1		Step pre 1 覚知	Step 1 状況評価	Step 2 初期評価（確定感）			Step 3/Step 4 情報収集/判断	Step 5b 重点観察	Step 6 評価・第1報・特定行為	Step 7 車内活動
				気道と意識	呼吸/循環	神経症候				
時刻		9：10	9：18							9：50
バイタル サイン モニター	RR			(18)				18	18	18
	SpO₂			(97)				98	98	98
	PR/HR			(90)				90（心房細動：Af）	90（Af）	90（Af）
	BP			(165/80)				160/80	160/80	150/80
	BT							35.8	35.8	35.8
観察			室内安全 ベッドに側臥位	気道開通 JCS Ⅱ桁	呼吸正常 脈拍不整	JCS10 瞳孔正常 R(4+) L(4+) CPSS右陽性	B：数年来、高血圧、DM、心房細動で内服加療中。現病歴は左記 A：なし G：8時50分 M：7時頃食事 A：自立 S：言語ややや不明瞭 K：あり	CPSS： 3項目とも異常 KPSS：7点 C：1-1 M：4-0 V：1	JCS10 右片麻痺 R(4+) L(4+)	変化なし
				内因性L&Gではない						
処置	継続							BS 90 mg/dl		
	増回									
情報	収集	通報内容 妻から、「67歳の夫が20分前に発症。整体マッサージ業務中、突然呂律がまわらなくなった」	妻から				<判断> 脳卒中中rt-PA候補 低血糖は否定できず 他の意識障害鑑別		<病態・状況の評価> 脳卒中疑い rt-PA候補 （ワイドトリアージ）	M：マッサージ中 I：突然の言語障害、右片麻痺 S：観察結果のとおり T：処置なし 発症時刻 8時50分 病院到着時刻 10時00分
	伝達	携行資器材確認 通報内容からハイリスク意識障害なし							<第1報／指示要請> MIST 搬送機関選定 搬送時間10分 要付き添い	<第2報>

3. 脳卒中のシナリオシミュレーション 153

症例2 脳梗塞（軽症）

●病態の判断ポイント

右手の感覚障害（しびれ）が一側に突然出現した場合には，頸椎症などの疾患も考慮されるが，ワイドトリアージの視点から，まずは脳卒中を考えて救急活動を行う。NIHSS（p.178参照）で4点以下の軽症群に属すると考えられ，rt-PAの適応とは判断されない可能性もあるが，今後，症状の急激な変化や，いったん症状が消失した後にさらに強い症状が出現することも予測できることから，rt-PAの適応になる可能性も念頭におく必要がある。

●救急活動のポイント

意識清明であることから，傷病者本人から発症前後の経過について経時的に問診を行うことが大切である。観察面からは，CPSSでは脳卒中と判断されない。感覚障害（しびれ）以外の所見，たとえば軽い右上肢の運動麻痺や，顔面の左右差，構音障害がないか注意して観察することが重要である。rt-PAの適応の可能性も念頭においた医療機関の選定が必要である。

●入院後の経過

救急外来受診後，脳卒中を疑って迅速な対応を行った。CTでラクナ梗塞像を認め，NIHSSで1点と軽症脳梗塞と診断され，rt-PAは投与されず一般的治療となった。

＜最終診断＞

左視床ラクナ梗塞。

Case 2		Step pre 1 察知	Step 1 状況評価	Step 2 初期評価（重症感） 気道と意識；呼吸／循環		Step 3/Step 4 情報収集／判断	Step 5b 重点観察	Step 6 評価・第1報・特定行為	Step 7 車内活動
時刻		20：05	20：12						20：25
バイタル サイン／ モニター	RR			16			16	16	16
	SpO₂			98			98	98	98
	PR/HR			80			80	80	80
	BP			140/80			140/80	140/80	140/80
	BT						36.5	36.5	36.5
観察			正中内安 椅子に座位	気道開通 JCS I 桁	呼吸正常 脈拍整				
				神経症候					
					JCS 0 瞳孔正常 R(4+) L(4+) 右上肢しびれ		CPSS： 3項目とも正常 KPSS：0点 C：0-0 M：0-0 V：0	JCS 0 右上肢しびれ 瞳孔正常	変化なし
	継続								
	単回					B：高血圧，手術 歴なし，パチン コ中に突然右 手のしびれが出現 A：なし G：20時頃 M：15時 S：右手のしびれ K：5年前から降圧 薬 <判断> 脳卒中疑い 整形外科的疾患の疑い		<病態・状況の評価> 軽症脳卒中疑い	
処置		携行資器材確認							
情報	収集	通報内容 パチンコ店の店 員から，「5分く らい前に，客が 遊戯中，突然右 手のしびれを訴 えた」	店員から 情報入手 バイリスク 意識障害なし					M：パチンコ中 I：突然の右手のし びれ S：観察結果とお り T：処置なし，既往 歴は収集のとお り 発症推定時刻 20時00分 病院到着予定時刻 20時30分	
	伝達							<第1報／指示要請> MIST 搬送機関選定 搬送時間5分	<第2報> なし

3. 脳卒中のシナリオシミュレーション　155

症例 3　脳梗塞（重症）

●病態の判断ポイント
　意識障害があり，右片麻痺が認められることから，脳卒中が強く疑われる。心臓弁膜症に対して弁置換術を行っており，抗凝固薬（ワルファリン）を服薬していることから，脳出血，脳梗塞の両方が考えられる。現場では両者の鑑別は困難であり，ワイドトリアージの視点から，血栓溶解療法または緊急手術が可能な医療機関に迅速に搬送する。

●救急活動のポイント
　この症例では，心臓弁膜症の手術の既往，それによる合併症の予防としてワルファリンを服用しているという情報が重要なことである。今回は同伴していた夫からこの重要な情報が得られている。

●入院後の経過
　頭部CTでは異常所見はみられなかったが，脳血流検査では左大脳動脈領域全体の血流低下を認め，内頸動脈から中大脳動脈にかけての心原性脳塞栓症と診断された。本症例では，血管内治療による血行再建術（血管形成術）が成功し，施行直後から麻痺や失語の改善を認めている。

＜最終診断＞
内頸動脈から左中大脳動脈にかけての心原性脳塞栓症。

Case 3		Step pre 1 覚知	Step 1 状況評価	Step 2 初期評価(重症感)			Step 3/Step 4 情報収集/判断	Step 5b 重点観察	Step 6 評価・第1報・特定行為	Step 7 車内活動
				気道と意識	呼吸/循環	神経症候				
時刻		15:05								15:25
バイタル サイン/ モニター	RR				18			18	16	16
	SpO₂				97			97	98	98
	PR/HR				90			90	80	80
	BP				150/80			150/80	140/80	140/80
	BT							36.2		36.5
観察			室内安全 椅子にもたれ かかっていた	気道開通 JCS Ⅱ桁	呼吸正常 脈拍整	JCS30 右片麻痺 瞳孔正常 R(4+) L(4+)		CPSS: 3項目とも異常 KPSS: 12点 C:1-1 M:4-4 V:2	JCS30 右片麻痺 瞳孔正常	変化なし
処置	継続				高濃度酸素投与 →					
	単回							BS 110 mg/dl		
情報	収集	通報内容 夫から、「15時 00分、カラオ ケで歌っている とき突然倒れ た。呼んでも返 事をしない」 携行資器材確認	夫から ハイリスク意 識障害あり				B:10年前に心臓 弁膜症により弁 置換術、現病歴 は左記 A:なし G:15時頃 M:12時 A:自立 S:右片麻痺 K:ワルファリン		<病態・状況の評価> 脳卒中疑い 意識障害増悪の可能 性あり	M:カラオケ中 I:全然右上下肢完 全麻痺 S:観察結果のとお り T:酸素投与、既往 歴は1年前大動 脈弁置換術を受 けた 発症推定時刻 15時00分 病院到着予定時刻 15時30分 <第1報/指示要請> MIST 搬送機関選定 搬送時間5分 夫付き添い <第2報>
	伝達							<判断> 脳卒中疑い 他の意識障害の鑑別		<第1報・指示要請>	

3. 脳卒中のシナリオシミュレーション   157

症例4 　脳出血（重症）

●病態の判断ポイント
　JCS100の昏睡状態と右片麻痺がある。左大脳半球の広範囲な障害または脳幹の圧迫が疑われ，さらに突然の頭痛発症であることから，脳出血がより疑われる。

●救急活動のポイント
　脳出血が疑われ，すでにJCS100となっていることから，搬送中のさらなる意識レベルの悪化，舌根沈下や嘔吐による気道閉塞の可能性がある。

●入院後の経過
　頭部CT写真で左被殻出血を認めた。

<最終診断>
　左被殻出血。

Case 4		Step pre 1 覚知	Step 1 状況評価	Step 2 初期評価(重症感) 気道と意識/呼吸/循環/神経症候	Step 3/Step 4 情報収集/判断	Step 5a/b 全身/重点観察	Step 6 評価・第1報・特定行為	Step 7 車内活動
時刻		13:10	13:20					13:50
バイタル サイン/ モニター	RR			(26)		24	24	24
	SpO₂			(96)		96	96	96
	PR/HR			(110)		106	90	88
	BP			(206/108)		206/108	206/110	206/110
	BT					36.5		36.5
観察			室内安全 居間に仰臥位	舌根沈下 JCSⅢ桁 嘔吐痕	努力呼吸 頻脈整	JCS100 瞳孔異常 R(5−)L(2±) ドロップテスト 右陽性	内因性L&G	JCS100 R(5−)L(2±) 右上下肢完全麻痺 (右ドロップテスト陽性) 嘔吐・誤嚥の徴候 なし	変化なし
処置	継続				修正下顎挙上 →	高濃度酸素投与 →			
	単回								
情報	収集	通報内容 妻から、「59歳の夫が13時00分、新聞を読んでいるときに突然、頭痛が出現、その後反応がない。ハイリスク意識障害の可能性あり」 携行資器材確認	妻から		B:既往は高血圧。現病歴は左記 A:なし G:13時頃 M:8時 A:自立 S:頭痛後意識障害 K:隆圧薬内服		<病態・状況の評価> 内因性L&G 重症脳卒中疑い	<第1報/指示要請> M:新聞を読んでいた I:昏睡、右片麻痺、瞳孔不同 S:観察結果のとおり T:高濃度酸素、下顎挙上、既往歴は左記 発症推定時刻 13時00分 病院到着予定時刻 14時00分	
	伝達				<判断> 内因性L&G JCSⅢ桁、呼吸異常 脳卒中疑い 他の意識障害の鑑別			<第1報/指示要請> 搬送機関選定 搬送時間10分 妻付き添い 内因性L&G	<第2報>

3. 脳卒中のシナリオシミュレーション 159

症例 5　くも膜下出血

●病態の判断ポイント
　突然の激しい頭痛と嘔吐から，くも膜下出血を疑うことはそれほど困難ではないと考える。発症直後は項部硬直がないことも多い。片頭痛でも嘔吐を伴うことがあるが，ワイドトリアージの視点からくも膜下出血を疑い，緊急安静搬送 Hurry but Gently とすべき事例である。

●救急活動のポイント
　くも膜下出血の場合，脳動脈瘤が再破裂し，突然意識レベルが悪化することがあるので，常に愛護的に処置・判断を行うことが重要である。また血圧上昇を認め，注意を要する。嘔吐後は誤嚥による窒息に注意を要する。

●入院後の経過
　救急外来受診後，点滴確保，鎮静薬，鎮痛薬の投与，血圧のコントロールを行い，頭部 CT が施行され，くも膜下出血と診断された。その後，脳血管撮影が行われ，脳動脈瘤破裂と診断。同日，緊急開頭クリッピング術が行われた。術後，軽度の脳血管攣縮がみられたが，経過は良好であり，大きな後遺障害を残すことなく，独歩退院となった。

＜最終診断＞
脳動脈瘤破裂によるくも膜下出血。

Case 5		Step pre 1	Step 1	Step 2 初期評価（重症感）			Step 3/Step 4	Step 5b	Step 6	Step 7
		覚知	状況評価	気道と意識	呼吸/循環	神経症候	情報収集/判断	重点観察	評価・第1報・特定行為	車内活動
時刻		19：40								20：10
バイタル サイン/ モニター	RR				14			14	14	14
	SpO₂				98			98	98	98
	PR/HR				100			100	80	80
	BP				240/110			240/110	220/100	220/100
	BT							36.8		36.5
観察			室内安全 ソファーに側 臥位 （嘔吐痕あり）	気道開通 JCS I 桁	呼吸正常 脈拍整	JCS1 麻痺なし 瞳孔正常 R(4+) L(4+) 項部硬直なし		CPSS： 3項目とも正常	JCS1 瞳孔正常 項部硬直なし	変化なし
処置	継続		夫から ハイリスク意 識障害なし							
	単回									
情報	収集	通報内容 家人から、「68 歳の妻が19時 30分、家事を していたら突然 激しい頭痛を訴 えた」					B：既往歴は5年以 上前から市の検 診で高血圧を指 摘。現病歴は左 記の後1回嘔吐 A：なし G：19時30分 M：19時 A：自立 S：突然の頭痛・嘔 気 K：なし <判断> <くも膜下出血疑い Hurry but Gently		<病態・状況の評価> <くも膜下出血疑い Hurry but Gently	
	伝達								<第1報・指示要請> M：家事の途中、突 然の激しい頭痛 I：頭痛、嘔気（改 善傾向） S：観察結果のとお り T：処置なし、既往 歴なし 発症推定時刻 19時30分 病院到着予定時刻 20時15分	<第2報> <第1報/指示要請> 搬送機関選定 MIST 搬送時間5分 夫付き添い Hurry but Gently

3. 脳卒中のシナリオシミュレーション　161

症例6 脳梗塞（高齢者）

●病態の判断ポイント
　意識障害があり，CPSSで左片麻痺が疑われる所見で，脳卒中を含む中枢性の病変の可能性が強く疑われる。現場到着時の観察からだけでは，脳梗塞，脳出血の鑑別は困難であるが，もし本症例が脳梗塞であるならば，神経所見のみからは，rt-PAの適応範囲内の状態と考えられる。しかしながら，最終末発症確認時刻が前日22時であること，また年齢が86歳であることから，rt-PAの適応外と判断された。

●救急活動のポイント
　年齢と最終末発症確認時刻はrt-PAの適応を判断に必須であり，確実に情報収集を行い搬送先の医療機関に伝える。

●入院後の経過
　神経学的所見ではJCS10，左片麻痺，軽度の左顔面麻痺と麻痺性構音障害が認められた。頭部CT写真では，右基底核領域に新しい脳梗塞を認め，アテローム血栓性梗塞と診断された。

<最終診断>
　右基底核領域のアテローム血栓性梗塞。

Case 6

	Step pre 1	Step 1	Step 2 初期評価（重症感）		Step 3/Step 4	Step 5b	Step 6	Step 7
	覚知	状況評価	気道と意識	呼吸/循環：神経症候	情報収集/判断	重点観察	評価・第1報・特定行為	車内活動
時刻	7:50							8:10
バイタル サイン/ モニター	RR			16		16	16	16
	SpO₂			98		98	98	98
	PR/HR			84		84	84	84
	BP			180/94		180/94	180/94	180/94
	BT					36.0		36.0
観察			寝室安全 ベッド仰臥位	気道開通 JCSⅡ桁	呼吸正常 脈拍整	JCS10 左上下肢不完全麻痺 瞳孔正常 R(5+) L(5+)	CPSS： 3項目とも異常 KPSS：5点 C：1-1 M：0-2 V：1	JCS10 瞳孔正常	変化なし
処置	継続						BS 80 mg/dl		
	単回								
情報	収集	通報内容 家人から、「86歳の夫がいつもの時間に起きて来ず、寝室でボーっとしているのを発見。最後に元気だったのをみたのは昨日22時頃」 携行資器材確認	妻 ハイリスク意識障害なし			B：30年以上前から高血圧。糖尿病で通院中。現病歴は左記 A：なし G：最終未発症確認時刻前日22時 M：前日19時 S：自立 S：左手足運動麻痺 K：あり <判断> 脳卒中疑い 他の意識障害鑑別		<病態・状況の評価> 脳卒中疑い rt-PA 非適応	<第1報/指示要員> M：就寝中 I：意識障害、左上下肢不全麻痺 S：観察結果のとおり T：処置はなし、既往歴は高血圧、糖尿病 発症推定時刻不明 最終健在時刻 前日22時 病院到着時刻 8時15分 <第2報> 搬送機関指定 搬送時間5分 妻付き添い
	伝達								

3. 脳卒中のシナリオシミュレーション 163

症例7　脳出血（重症）

●病態の判断ポイント

　脳ヘルニア徴候と呼吸の異常による内因性 L & G 適応例である。原因不明のため外傷，中毒，内因をすべて考慮して対応する。したがって，状況評価の安全確認は重要で，初期評価では頸椎保護が求められる。全身観察では「まずい！　いしきにしょうがい，ためして酸素」（表Ⅲ-9）に沿って，見落としのないよう原因となり得る病態の観察を行う。この症例においては除脳肢位と縮瞳という脳卒中を疑わせる所見を観察した。本症例では両側の縮瞳が重要な所見であった。

●救急活動のポイント

　気道，呼吸に対して迅速な処置が必要な事例である。緊急処置において呼吸管理はもっとも大切であり，普段からスキルの維持に努める。目撃者情報がないことから，観察を進めるうえで頭頸部の鈍的外傷を念頭においた処置が必要となる。気道確保を実施しても呼吸状態が改善されない場合や脳ヘルニア徴候を認めたら，内因性ロード＆ゴーを選択することが必要である。

●入院後の経過

　気管挿管下に人工呼吸器を用いて集中治療を実施，その後気管切開を行い人工呼吸器から離脱した。約1カ月後，球麻痺と気管切開のため，会話は困難な状態であるが，頭部と眼の動きで，意思の疎通ができるまでに回復している。

＜最終診断＞
　脳幹（橋）出血。

Case 7

		Step pre 1	Step 1	Step 2		Step 3/Step 4	Step 5a/b	Step 6	Step 7
	時刻	覚知	状況評価	初期評価(重症感)	神経症候	情報収集/判断	全身/重点観察	評価・第1報・特定行為	車内活動
		12:10		気道と意識、呼吸/循環					
バイタル サイン/ モニター	RR			10			10	10	10
	SpO₂			92			96 (O2)	99 (O2)	99 (O2)
	PR/HR			90			90		
	BP			240/120			240/120	240/120	240/120
	BT						36.7		36.7
観察			階段下安全 床に仰臥位	舌根沈下 JCSⅢ桁	呼吸異常 (徐脈・緊張あり)		ドロップテスト 評価困難 嚥吐痕なし 誤嚥の徴候なし	JCS200 瞳孔縮小	変化なし
					JCS200 除脳肢位 瞳孔縮小 R(1-) L(1-)				
処置	継続			高濃度酸素投与	内因性 L&G →				
	単回			修正下顎挙上			BS 90 mg/dl		
情報	収集	通報内容 社員から、[58 歳男性の同僚 が、5 分くらい 前に階段下で倒 れているのを発 見。意識がなく 嚥吐痕がある]	同僚から ハイリスク受 意識障害あり または 外傷性意識障 害			B：最近肥満、睡眠時無呼吸症候群で治療開始、病態は左記 A：不明 G：最終発症確認時刻 11 時 M：不明 A：自立 S：不明 K：不明		<病態・状況の評価> 内因性 L&G 脳ヘルニア徴候あり 脳卒中疑い 外傷の可能性あり	
		携行資器材確認				<判断> 内因性 L&G 脳卒中疑い 他の意識障害の原因の鑑別 外傷の可能性あり		<第1報・指示要請> MIST 搬送医療機関選定 搬送時間5分 同僚付き添い 内因性 L&G	<第2報>
伝達								M：階段下で倒れていた。内ıcı を疑うが、頚椎保護は諸行 I：瞳孔、異常拡位 S：観察結果のとおり T：気道確保、酸素投与 最終未発症確認時刻 11時 病院到着予定時刻 12 時 50 分	

3. 脳卒中のシナリオシミュレーション

症例8　低血糖

●病態の判断ポイント
深昏睡で，糖尿病の既往があり，低血糖による意識障害が強く疑われる。低血糖発作は，経口糖尿病薬（血糖降下薬）やインスリン投与を受けている傷病者が食事摂取しなかった場合に生じやすい。

●救急活動のポイント
通報内容と家族（バイスタンダー）からの情報収集が病態判断の鍵となっている。全身観察では，頻脈などのバイタルサイン変化や，冷汗などの皮膚所見に注意する。また神経所見においては，意識障害だけでなく失語や片麻痺を生じることがあり，脳卒中との鑑別を要する場合がある。現場において認定救急救命士が血糖測定により低血糖を確認し，オンラインMC医師の指導のもとブドウ糖溶液40 ml静注を実施した。その結果，病院到着前に意識レベルの回復がみられ，血糖値も再検で250 mg/dlと改善していた。

●来院後の経過
病院救急外来では血糖値180 mg/dlで，低血糖発作再発の可能性があるため経過観察入院となった。

<最終診断>
血糖降下薬による低血糖性昏睡。

Case 8

	Step pre 1	Step 1	Step 2			Step 3/Step 4	Step 5a	Step 6	Step 7
	覚知	状況評価	初期評価			情報収集/判断	全身観察	評価・第1報・特定行為	車内活動
時刻	8:00	8:10	気道と意識	呼吸/循環	神経症候				9:00
バイタル サイン/ モニター	RR			(24)			22	22	16
	SpO₂			(96)	(98)		98	96	100
	PR/HR			(108)			112	118	98
	BP			(145/82)			148/84	138/78	138/78
	BT						35.8		36
観察		室内安全 外傷ではない 室内の床に倒れている	気道開通 JCS Ⅲ桁	浅く速い 弱く速い	JCS300 R(2+) L(2+)	B:既往歴はDMで 血糖降下薬を内 服中、現病歴は 左記 A:なし G:発症不明、DM あり M:不明 S:自立 K:血糖降下薬	JCS300 R(2+) L(2+) 皮膚発汗多量 嘔吐痕・誤嚥の所見なし 明らかな外傷なし		<継続観察> JCS1 運動麻痺なし R3+/3+
処置	継続			内因性L&G 高濃度酸素 →				静脈路確保:乳酸リンゲル液40 ml/hr	
	単回					<判断> 低血糖性昏睡 内因性L&G 脳卒中、痙攣後 などの鑑別	BS Low	50%ブドウ糖溶液 40 ml iv	
情報	収集	通報内容 妻から、「65歳 の夫が起床時間 に起きてこな い。呼び掛けて も反応なし、呼 吸あり、病歴: 糖尿病」 ハイリスク意識 障害の可能性あ り) 携行資器材確認	妻から ハイリスク意 識障害					<病態・状況の評価> 低血糖性昏睡疑い 内因性L&G	<第3報> 投与10分後 意識回復 (BS 250 mg/dl) 麻痺なし バイタル安定 内因性L&G解除
	伝達							<第1報/指示要請> MIST(1) 静脈路確保とブドウ 糖溶液投与 搬送先選定 搬送時間10分 妻付き添い	M:部屋の中でLOC S:昏睡、低血糖 T:観察結果のとおり T:高濃度酸素投与、 既往症はDMで 内服(第2報でブドウ糖投与) 発症時刻 不明 病院予定到着時刻 9:10 <第2報> MIST(2) T:ブドウ糖溶液投 与終了

3. 脳卒中のシナリオシミュレーション 167

症例9 熱中症・ショック

●病態の判断ポイント

　高温環境のなかで長時間ゴルフをプレーしていた事実と前駆症状として吐き気，倦怠感の出現，さらには高体温など他のバイタルサインからも，熱中症を疑うことはそれほど困難ではないと思われる。本症例では，特定行為である静脈路確保と輸液についての指示要請を行い適切に実施するためにも，ショックの原因と上記の情報のほか，心疾患の既往がなく，急性心筋梗塞などの新たな心疾患が疑われないことなどを確認する。

●救急活動のポイント

　本症例は，高体温と脱水・ショックにより意識障害に至ったことが推測される。増悪する意識障害を伴うショックであることから，心肺機能停止前の静脈路確保と輸液について指示要請を行い，指示があれば適正に輸液を実施し，実施後の変化を確認する。また，SpO_2が96％未満であれば，酸素投与を併せて検討する。高体温に対しては，冷房の利く救急車内で，アイスパックなどを用いた冷却法を試みてもよい。

●来院後の経過

　輸液と冷却の継続により，バイタルサイン，意識レベルともに改善し，腎臓，その他の臓器障害の評価のため経過観察入院となった。

＜最終診断＞

　労作性熱中症（Ⅲ度）。

Case 9

	Step pre 1	Step 1	Step 2	Step 3/Step 4	Step 5a	Step 6	Step 7
	覚知	状況評価	初期評価（重症感）	情報収集・判断	全身観察	評価・第1報・特定行為	車内活動
時刻	16:00	16:15	気道と意識；呼吸/循環；神経症候				

バイタルサインモニター

RR			24		24	24	16
SpO₂			96		96	96	97
PR/HR			120		120	120	100
BP			80/40		80/40	80/40	100/70
BT					40.5	40.5	39.2

観察

		ナース安全 木陰に仰臥位	気道開通 JCS Ⅱ桁		JCS100 瞳孔縮瞳 R(2+) L(2+) ドロップテスト陰性		JCS10
			呼吸浅い 頻脈・低緊張 発汗はわずか	B: 既往はなし。現病歴は1時間前から下肢筋痛、休憩中に無口になり反応低下 A: 不明 G: 15時頃 M: 11時(飲酒あり) S: 自立 T: 前駆症状とき気 K: 不明			
					JCS20 瞳孔正常 R(4+) L(4+) ドロップテスト陰性		

処置

継続 : 内因性L&G → 高濃度酸素投与 → 静脈路確保(乳酸リンゲル)急速・輸液 ／ 冷却 → 室内冷房 その他の冷却方法

情報

収集	携行資器材確認						
伝達	通報内容 家族より、「コースでゴルフ中に意識がなくなった」	家族 ハイリスク意識障害なし		<判断> 脱水・ショック 内因性L&G 重症熱中症（Ⅲ度）疑い 前駆症状とき気 他の意識障害を鑑別	<第1報/指示要請> MIST (1) 静脈路確保および輸液 搬送機関選定 搬送時間30分 家族付き添い	<病態・状況の評価（Ⅲ度）> 重症熱中症 ショック 内因性L&G 進行する意識障害 (JCS20→100) M: ゴルフのプレー中 I: 吐き気、倦怠感後、下肢筋痛で歩行不可、休憩中意識障害 S: 観察結果のとおり(第2報で輸液) T: 体幹冷却（同僚）発症推定時刻 昼食後 病院到着予定時刻 15時50分 <第2報> MIST (2) T: 急速輸液開始	<第3報> JCS10に回復 バイタルやや安定化 内因性L&G

3. 脳卒中のシナリオシミュレーション 169

症例 10　大動脈解離

●病態の判断ポイント

　突然の背部痛と血圧の左右差は胸部大動脈解離を疑う所見である。大動脈解離が内頸動脈まで波及すると脳梗塞を生じ得る。右内頸動脈に多いといわれている。また，大動脈解離は発症時に失神を起こすことがある。本症例でも発症直後から救急隊現着時に意識レベルが改善しており，その可能性がある。

●救急活動のポイント

　脳卒中と同時に大動脈解離の可能性も念頭におき，PSLSの重点観察に続いて大動脈解離に必要な全身観察を行う。両側上肢の血圧，両側足背動脈の触知，冷汗の有無などの所見を確認する。失神と思われる一過性意識消失発作を生じているため，本人からの初発症状の聴取は困難な可能性があるが，一応移動する胸背部痛，腰痛，腹痛などについて確認する。

●入院後の経過

　救急外来での胸部造影CTの結果，大動脈解離スタンフォードA型が明らかとなり，心臓血管外科による緊急手術となった。

＜最終診断＞
　胸部大動脈解離（スタンフォードA型）。

Case 10		Step pre 1	Step 1	Step 2		Step 3/Step 4	Step 5b	Step 6	Step 7
		覚知	状況評価	初期評価(重症感)		情報収集/判断	重点観察	評価・第1報・特定行為	車内活動
時刻		11:20	11:30	気道と意識	呼吸/循環 ・神経症候				11:45
バイタル サイン/ モニター	RR				(14)		14		14
	SpO₂				(98)		98		98
	PR/HR				(60)		60		58
	BP				(132/88)		(右: 116/67, 左: 162/96)		(右: 112/68, 左: 160/98)
	BT						36.2		36.2
観察			室内安全 ベッド仰臥位	気道開通 JCSⅡ桁	呼吸正常 脈拍整	JCS10 瞳孔正常 R(4+) L(4+) ドロップテスト 左陽性	血圧左右差あり CPSS: 左で2項目陽性 JCS10 GCS E3V4M6 KPSS: 5点 C: 1-1 M: 0-2 V: 1 胸背部痛不明、冷汗なし	<病態・状況の評価> 大動脈解離疑い 脳梗塞疑い	JCS10 右片麻痺 血圧左右差
処置					内因性L&Gではない				
情報	継続								
	単回								
	収集	通報内容 会社職員から、「38歳の同僚が5分前の会議中に、突然背部痛を訴え椅子から落ちた。その後の反応はあるが、喋らない」	会社同僚から、説明の同僚は反応されていたが、最初は反応がなかったが、数分後から呼びかけに目を開けるようになった。家族が会社に向かっている			B: 既往はなし。高血圧は指摘されていなかった A: なし G: 11時15分 M: 7時頃食事 S: 問題なし A: 言語やや不明瞭 K: あり		<判断> 大動脈解離疑い 脳卒中疑い 失神疑い 他の意識障害鑑別 Hurry but Gently	
	伝達		携行資器材確認 通報内容からハイリスク意識障害なし					<第1報・指示要請> M: 会議中 I: 突然の背部痛 右片麻痺、JCS10 S: 観察結果のとおり T: 処置なし、既往は高血圧 発症時刻 11時15分 病院到着時刻 11時25分 <第1報 指示要請> MIST 搬送機関選定 搬送時間10分 妻付添い Hurry but Gently	<第2報>

3. 脳卒中のシナリオシミュレーション 171

コラム❸ 日本脳卒中協会の活動

　日本脳卒中協会（理事長：山口武典）は平成9年3月に設立され，平成17年3月に一般社団法人，平成24年10月に公益社団法人に移行した。設立目的は「脳卒中に関する正しい知識の普及及び社会啓発による予防の推進並びに脳卒中患者の自立と社会参加の促進を図り，もって国民の保健，福祉の向上に寄与すること」である。現在では宮城県を除く各都道府県，政令指定都市に支部が設置され（註：宮城県対脳卒中協会と協力），さまざまな活動を行っている。

　平成9年に設立記念国際シンポジウム（大阪）を開催し，以後年1回「脳卒中市民シンポジウム」を行い，その講演録をホームページに掲載しているほか，各支部による市民公開講座，脳卒中の電話・ファックス相談を行っている。

　また，毎年5月25～31日を「脳卒中週間」とし，公募した標語を盛り込んだポスター製作や，前述の脳卒中市民シンポジウムを開催している。さらに日本脳卒中協会が加盟している世界脳卒中機構（World Stroke Organization）が定めた「世界脳卒中デー（10月29日）」にもキャンペーンを行っているほか，平成26年には日本不整脈学会とともに3月9日を「脈の日」と位置づけ，平成27年3月から「心房細動週間」として啓発を行うことにした。

　このほか，「一般市民に対する脳卒中の啓発効果を検証する研究」にも参画し，これまで『Stroke』誌をはじめとしたメジャーな雑誌に掲載され評価をいただいている。加えて，「脳卒中データバンク事業」では脳卒中データベースの作成を行っている。また，一般市民の方々から脳卒中の体験記「脳卒中後の私の人生」を募集し，入選作品集を発行するほか，脳梗塞の解説書の出版や，啓発動画・資材をホームページに掲載している。

　このように日本脳卒中協会ではさまざまな活動を行っているが，市民啓発，超急性期医療体制の整備，情報収集といった，脳卒中医療に関するさまざまな問題を解決するため，平成21年6月に「脳卒中対策基本法要綱案」を公表し，同年10月に設立された「脳卒中対策立法化推進協議会」とともに「脳卒中対策基本法」の実現に向け活動を行っている。

　日本脳卒中協会の活動および啓発コンテンツは，ホームページ（http://jsa-web.org/index.html）に掲載されているので，是非ご覧いただきたい。

〔竹川英宏・平田幸一・中山博之〕

VI

資料

VI部 資料

1. 脳卒中の評価法（ストローク・スケール）

　病院前医療のなかで急性脳卒中発症の判断をすることは必ずしも容易ではない。しかし，一側顔面，上肢，下肢の突然の麻痺やしびれ，突然の意識障害，構音障害や理解の障害，歩行障害，めまい，平衡障害，協調運動障害，一側あるいは両側の視野障害，突然の頭痛などは脳卒中発症の判断として重要である。救急隊は迅速な評価を行い，発症時刻（発症時刻が不明な場合は，最終健在確認時刻）を特定し，傷病者を搬送する。

　病院前では，以下のような評価法を使用することで脳卒中の発症を高い確率で判断することができる。本稿では，シンシナティ病院前脳卒中スケール（CPSS），ロサンゼルス病院前脳卒中スクリーン（LAPSS），倉敷病院前脳卒中スケール（KPSS），NIH stroke scale（NIHSS）を紹介する。

1　シンシナティ病院前脳卒中スケール（CPSS）（図VI-1）

　病院前医療における急性期脳卒中の判断に広く使用されている方法である。顔面のゆがみ，上肢の麻痺，構音障害の3つで評価する。病院前で評価した場合，これらの1つが異常であると脳卒中の感度（脳卒中を脳卒中と正しく判断できる割合）は59％，特異度（脳卒中でない傷病者を脳卒中でないと正しく判断できる割合）は89％といわれている。

2　ロサンゼルス病院前脳卒中スクリーン（LAPSS）（図VI-2）

　LAPSSはCPSSに比較してやや煩雑であるが，感度や特異度は高くなる。痙攣や低血糖などの既往がある場合を除外し，顔面や上肢の運動機能の評価から判断をする。LAPSSの感度は93％，特異度は97％である

3　その他の病院前脳卒中スケール

　CPSSやLAPSSは病院前医療のなかで急性期脳卒中の判断に使用されるスケールである。この他，オーストラリアで使用されているMelbourne ambulance stroke screen（MASS）やわが国では川崎市や横浜市の一部で使用されているマリア病院

顔のゆがみ（歯を見せるように，あるいは笑ってもらう） ・正常— 顔面が左右対称 ・異常— 片側が他側のように動かない。下図では右顔面が麻痺している
上肢挙上（閉眼させ，10秒間上肢を挙上させる） ・正常— 両側とも同様に挙上，あるいはまったく挙がらない ・異常— 一側が挙がらない，または他側に比較して挙がらない
構音障害（患者に話をさせる） ・正常— 滞りなく正確に話せる ・異常— 不明瞭な言葉，間違った言葉，あるいはまったく話せない
解釈：3つの徴候のうち1つでもあれば，脳卒中の可能性は72%である

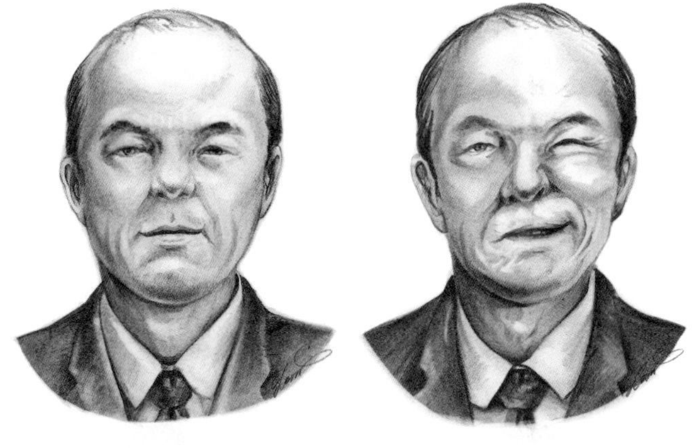

図Ⅵ-1　シンシナティ病院前脳卒中スケール（CPSS）

前脳卒中スケール（MPSS）も知られている。

　CPSSなどで脳卒中と判断された場合の重症度判定に使用されるのが倉敷病院前脳卒中スケール（KPSS）である。KPSSは医療機関で脳卒中の重症度判定に使用されるNIHSSと高い相関を示し，虚血性脳卒中に使用されるt-PA使用の適応判断に有用であるといわれている。

急性で，昏睡していない，非外傷性の神経学的な訴えの評価：項目1〜6までのすべてが"はい"か"不明"であれば，受け入れ病院に対して到着前に，患者は脳卒中であると通告する。いずれかの項目が"いいえ"であれば，適切な治療のプロトコールに従う
解説：LAPSSでは，感度（脳卒中を脳卒中と正しく判断できる割合），特異度（脳卒中でない傷病者を脳卒中でないと正しく判断できる割合）はそれぞれ93％，97％といわれている。 LAPSS基準を満たしていなくても脳卒中のことがある

特徴	はい	不明	いいえ
1. 年齢＞45歳	〔　〕	〔　〕	〔　〕
2. てんかんあるいは痙攣の既往がない	〔　〕	〔　〕	〔　〕
3. 徴候の持続＜24時間	〔　〕	〔　〕	〔　〕
4. 発症前，患者は車椅子，寝たきりでない	〔　〕	〔　〕	〔　〕
5. 血糖値60〜400	〔　〕	〔　〕	〔　〕
6. 以下の3徴候で明らかに非対称的（must be unilateral）	〔　〕	〔　〕	〔　〕

	同じ	右弱い	左弱い
顔面，笑う/しかめっ面	〔　〕	〔　〕弛緩	〔　〕弛緩
握力	〔　〕	〔　〕握り弱い	〔　〕握り弱い
	〔　〕	〔　〕握りなし	〔　〕握りなし
上腕の強さ	〔　〕	〔　〕下方に浮動	〔　〕下方に浮動
	〔　〕	〔　〕急速に転落	〔　〕急速に転落

〔AHA心肺蘇生と救急心血管治療のための国際ガイドライン2000（日本語版）より〕

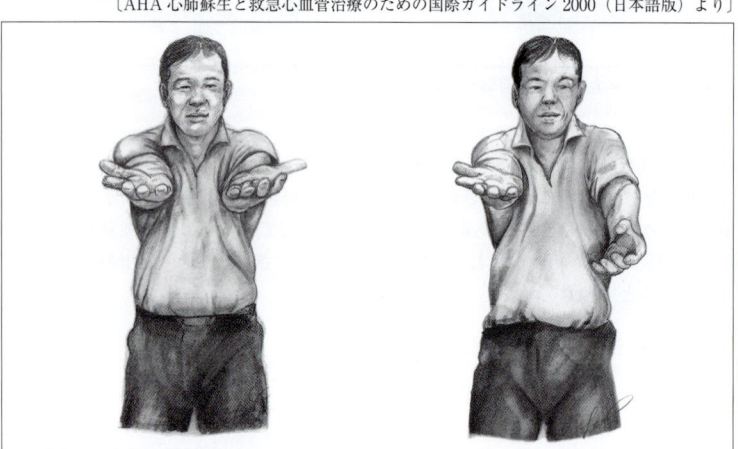

図Ⅵ-2　ロサンゼルス病院前脳卒中スクリーン（LAPSS）

～メモ：東京都脳卒中医療連携協議会における CPSS の評価・検証～

東京都は平成22年2月の1週間に救急車が利用された脳卒中患者に対して，PSLS を基本としている救急隊活動基準を評価した。その結果，脳卒中診断に対する陽性的中率59.6％，感度82.4％，特異度97.9％であったことを公表した。その際，救急隊員が救急現場で脳卒中と判断しなかったにもかかわらず，搬送先の医療機関で脳卒中と診断された64例の検証を行い，出血性脳卒中である脳出血（23.4％：15例/64例），およびくも膜下出血（18.8％：12例/64例）の割合が高いことを明らかにした（表A）。同様の調査を平成24年2月の1週間で施行し，その結果は感度70.8％，特異度98.4％，陽性的中率60.4％であった（表B）。

表A 救急隊による脳卒中の判断（平成22年）

	医療機関の1週間後の確定診断 脳卒中（件）	医療機関の1週間後の確定診断 脳卒中以外（件）	計（件）	的中率
救急隊が脳卒中疑いと判断	300	203	503	陽性的中率 59.6％
救急隊が脳卒中非該当と判断	64	9,542	9,606	陰性的中率 99.3％
計	364	9,745	10,109	
感度・特異度	感度 82.4％	特異度 97.9％		

〔東京都脳卒中救急搬送体制実態調査報告書（平成23年3月）より引用・改変〕

表B 救急隊による脳卒中の判断（平成24年）

	医療機関の1週間後の確定診断 脳卒中（件）	医療機関の1週間後の確定診断 脳卒中以外（件）	計（件）	的中率
救急隊が脳卒中疑いと判断	243	159	402	陽性的中率 60.4％
救急隊が脳卒中非該当と判断	100	9,736	9,836	陰性的中率 99.0％
計	343	9,895	10,238	
感度・特異度	感度 70.8％	特異度 98.4％		

〔東京都脳卒中救急搬送体制実態調査（第2回）報告書（平成25年3月）より引用・改変〕

4 NIHSS (National Institute of Health Stroke Scale)(表Ⅵ-1)

　NIHSS は脳卒中重症度評価スケールの1つで，とくに組織プラスミノゲン・アクティベータ（t-PA）使用の適応となる急性虚血性脳卒中の重症度と評価，予後予想に使用される。11項目からなる神経学的所見を重症度が高くなるほど点数が大きくなるスコアリングを行い，それぞれの項目の合計で評価する。すなわち，神経学的脱落所見がない場合は0点で，最重症は42点となる。t-PA を使用した場合，NIHSS が10点未満である場合には60〜70％が1年後良好な転帰を示し，21点以上の場合では転帰良好例は4〜16％で，予後予想にも有用であるといわれている。

　急性虚血性脳卒中による神経学的脱落所見を改善する目的で使用する t-PA は，時に出血性病変（出血性脳梗塞など）を生じる場合があり，NIHSS を経時的に評価することが必要である。すなわち，t-PA 静注中の1時間は15分ごと，その後の6時間は30分ごと，その後24時間までは1時間ごとに NIHSS を施行する。

　NIHSS を使用する際には，以下に留意しつつ評価する。
・項目の順に評価し，項目の順番を変えて行わない。
・所見を客観的に評価し，評価者の推測や主観を排除する。
・患者を誘導する可能性が発生するので，繰り返しの質問や命令はしない。
・項目が実施されなかった場合は，その理由を明白にしておく。

評価のポイント

(1) 意　識

　意識水準，質問，命令の順に評価する。
　意識水準は気管挿管，失語症などで評価が困難でも，患者の反応のどれか1つを評価選択する。
　質問は「現在の月」，および「年齢」を尋ねる。2つとも正解が0点で，1問正解は1点となる。失語症や昏迷は2点と評価する。気管挿管，口腔外傷，強度構音障害などは1点とする。
　命令は「目の開閉」，「手離握」で評価する。

(2) 注視の評価

　左右の随意的，あるいは反射的（眼球頭反射：人形の眼）な眼球運動を確認する。なお，水平眼球運動だけを評価する。共同偏視を有しているが，随意的あるいは反射的に眼球が偏位する場合は1点とする。眼外傷や病前からの視力，視野障害を有する患者は反射的運動あるいは適切な方法で評価する。

(3) 視　野

　対座法で動かしている指，あるいは visual threat（視野に突然，指などの物体を

表Ⅵ-1　NIHSS

	患者名　　　　　　評価日時　　　　　　評価者
1a．意識水準	□ 0：完全覚醒　　□ 1：簡単な刺激で覚醒 □ 2：繰り返し刺激，強い刺激で覚醒　　□ 3：完全に無反応
1b．意識障害―質問 （今月の月名および年齢）	□ 0：両方正解　　□ 1：片方正解　　□ 2：両方不正解
1c．意識障害―従命 （開閉眼，「手を握る・開く」）	□ 0：両方正解　　□ 1：片方正解　　□ 2：両方不可能
2．最良の注視	□ 0：正常　　□ 1：部分的注視視野　　□ 2：完全注視麻痺
3．視野	□ 0：視野欠損なし　　□ 1：部分的半盲 □ 2：完全半盲　　□ 3：両同性半盲
4．顔面麻痺	□ 0：正常　　　　　　□ 1：軽度の麻痺 □ 2：部分的麻痺　　　□ 3：完全麻痺
5．上肢の運動（右） ＊仰臥位のときは45°右上肢 □ 9：切断，関節癒合	□ 0：90°＊を10秒保持可能（下垂なし） □ 1：90°＊を保持できるが，10秒以内に下垂 □ 2：90°＊の挙上または保持ができない □ 3：重力に抗して動かない □ 4：まったく動きがみられない
上肢の運動（左） ＊仰臥位のときは45°左上肢 □ 9：切断，関節癒合	□ 0：90°＊を10秒間保持可能（下垂なし） □ 1：90°＊を保持できるが，10秒以内に下垂 □ 2：90°＊の挙上または保持ができない □ 3：重力に抗して動かない □ 4：まったく動きがみられない
6．下肢の運動（右） □ 9：切断，関節癒合	□ 0：30°を5秒間保持できる（下垂なし） □ 1：30°を保持できるが，5秒以内に下垂 □ 2：重力に抗して動きがみられる □ 3：重力に抗して動かない □ 4：まったく動きがみられない
下肢の運動（左） □ 9：切断，関節癒合	□ 0：30°を5秒間保持できる（下垂なし） □ 1：30°を保持できるが，5秒以内に下垂 □ 2：重力に抗して動きがみられる □ 3：重力に抗して動かない □ 4：まったく動きがみられない
7．運動失調 □ 9：切断，関節癒合	□ 0：なし　　□ 1：1肢　　□ 2：2肢
8．感覚	□ 0：障害なし　　□ 1：軽度から中等度　　□ 2：重度から完全
9．最良の言語	□ 0：失語なし　　□ 1：軽度から中等度 □ 2：重度の失語　□ 3：無言，全失語
10．構音障害 □ 9：挿管または身体的障壁	□ 0：正常　　□ 1：軽度から中等度　　□ 2：重度
11．消去現象と注意障害	□ 0：異常なし □ 1：視覚，触覚，聴覚，視空間，または自己身体に対する不注意，あるいは1つの感覚様式で2点同時刺激に対する消去現象 □ 2：重度の半側不注意あるいは2つ以上の感覚様式に対する半側不注意

移動し，瞬きなどの反応）で検査する。何らかの理由で一眼の視力が病前からない場合は，健常側の視野を検査する。明らかな左右差や非対称が認められたとき1点とする。全盲はどのような理由でも3点とする。この時点で両側同時刺激を行い，消去現象があれば1点とし，その結果は項目11の評点に用いる。

(4) 顔面麻痺

歯を見せるか，笑ってもらう。意識障害の患者では胸骨前面に痛み刺激を加え，評価する。

(5) 上肢の運動，および (6) 下肢の運動

上肢は90°（坐位のとき），または45°（仰臥位のとき），下肢は30°（仰臥位）にする。上肢は10秒間維持できないとき，下肢は5秒間維持できないときに下垂と評価する。失語症患者には声や動作で示すが，痛み刺激は用いない。最初は非麻痺側から検査する。切断肢や肩あるいは股関節の癒合のときのみ9点と評価し，その理由を記載する。

(7) 運動失調

鼻-指-鼻試験と膝-踵試験を両側で開眼して行う。視野障害がある場合は健常側で検査を行う。理解力のない患者，片麻痺の患者では失調はないと評価する。

(8) 感覚障害

顔面，四肢，体幹に痛み刺激を加え，その反応で評価する。重篤，または完全な感覚障害が2点で，昏迷や失語症患者では1点，あるいは0点となる。昏睡患者では2点となる。

(9) 最良の言語

絵カード（図Ⅵ-3）のなかで起こっていることを尋ね，呼称カード（図Ⅵ-4）にある絵の名前をいわせ，文章カード（図Ⅵ-5）を読んでもらう。挿管されている場合は書字するようにする。

(10) 構音障害

前述のカードの音読や復唱で評価する。言語の明瞭性を評価する。

(11) 消去現象と無視

両側の2点同時刺激，および視覚刺激（項目3）を与え，評価する。

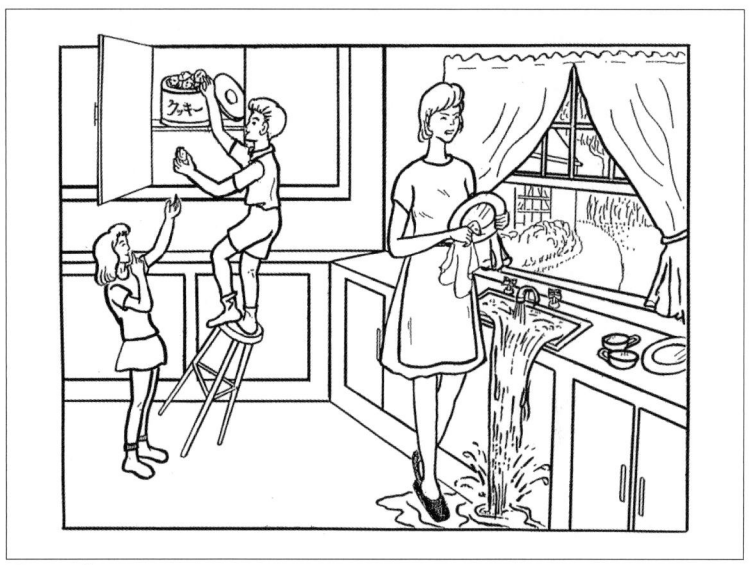

図Ⅵ-3　絵カード

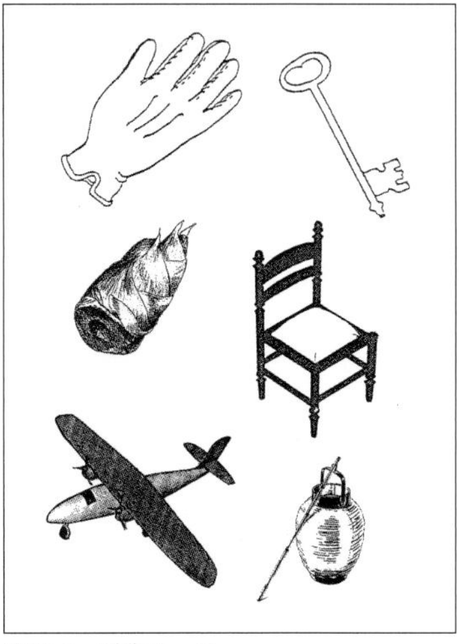

図Ⅵ-4　呼称カード

分かっています

地面に落ちる

仕事から家に帰った

食堂のテーブルのそば

昨夜ラジオで話して
いるのを聴きました

図Ⅵ-5　文章カード

〔横田裕行〕

2. rt-PA を用いた血栓溶解療法の適応と禁忌

はじめに

　2005年に発症後3時間以内の脳梗塞超急性期症例に対する遺伝子組換え型組織プラスミノゲン・アクティベータ（rt-PA：以下，アルテプラーゼ）の静脈内投与による血栓溶解療法が認可され，2012年8月からは発症4.5時間までの症例を治療対象として適応拡大された。本治療法の最大のメリットは虚血領域の再灌流による機能障害の改善であり，最大のデメリットは頭蓋内出血などの出血性合併症である。本治療法はきわめて有効な一方で，重篤な合併症を起こし得る諸刃の剣であり，限られた時間のなかで適応を判断し，少しでも早く治療を開始する必要がある。本治療法を適切に行うためには，市民啓発や救急隊員の病院前医療の改善に努め，患者の迅速な受診を促し，治療開始ができる体制を確立することが重要である。

1　病院におけるアルテプラーゼ静注療法の実際の流れ
（図Ⅵ-6）

1）第1段階（来院まで）
　脳卒中の可能性がある患者のファーストコールを受けたときから，できるだけ正確に発症時刻を把握して，来院後迅速に対応できるよう院内の準備を始める。

2）第2段階（ルート確保，病歴，診察，臨床検査）
(1) 脳卒中以外の疾患の鑑別
　突発する神経脱落所見をきたす病態はさまざまであり，まずは非出血性脳梗塞であることの確認がなされなければならない。
(2) 出血危険因子の評価，チェックリスト項目の聴取・評価
　臨床検査により出血性素因や症候性頭蓋内出血の危険因子を評価する。チェックリスト（表Ⅵ-2）に基づいて必要な情報を聴取する。
(3) 脳卒中評価スケールを用いた評価
　薬剤を投与する際にはNIHSS（National Institute of Health Stroke Scale）による重症度評価を行う。

```
                    来院：発症4.5時間以内
                         ↓
                   4.5時間以内に治療開始可能か？
              はい ↓        いいえ → 除外
              ルート確保・病歴・診察（NIHSS）
              臨床検査（血液検査・胸部X線・心電図）
           脳卒中以外の疾患の除外，出血危険因子の評価，
                チェックリスト項目の聴取・評価
                 CT（MRI）・（脳血管評価）
                出血？ 広汎な早期虚血性変化？
                    チェックリストの確認
              ↓         ↓         ↓
            適応      慎重投与    適応外 → 除外
                       ↓
                      再検討
                  効果が     危険が
                   勝る      勝る → 除外
              ↓         ↓
             説明       説明    説明は診察・検査と同時進行で
                      同意  不同意 → 除外
             同意を得ることが
              望ましい
                    アルテプラーゼ投与開始
```

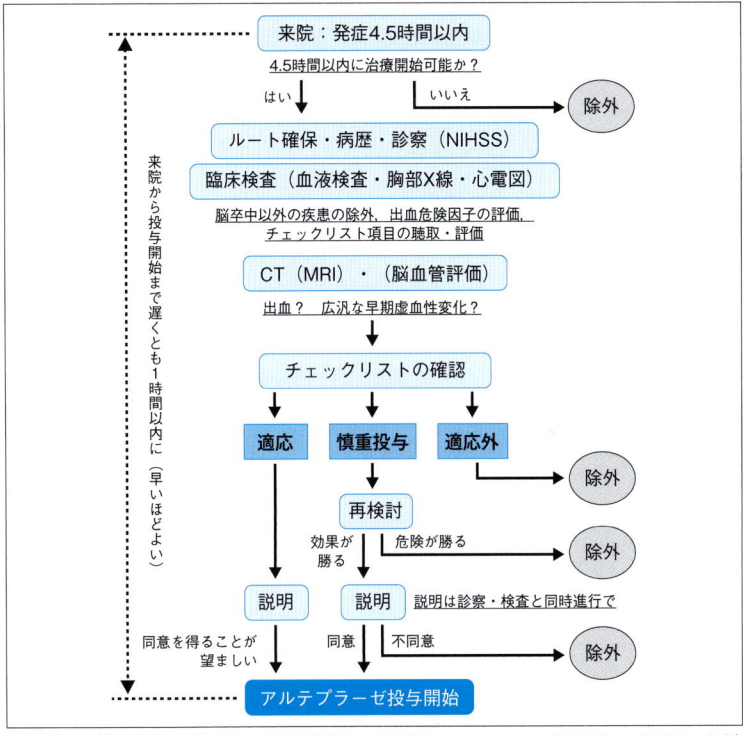

(左側に縦書き：来院から投与開始まで遅くとも1時間以内に（早いほどよい））

図Ⅵ-6　来院からアルテプラーゼ投与開始までの流れ　〔文献1）より引用・改変〕

3）第3段階

CT（もしくはMRI）による他疾患や頭蓋内出血，広汎な早期虚血性変化の除外。

4）チェックリストの確認・適応の判定

5）インフォームド・コンセントを得る

慎重投与項目に該当のない適応例については，その利益・不利益について，可能な限り患者ないし代諾者に説明し，同意を得ることが望ましいが，それは必須条項ではなく，代諾者不在であるがゆえに患者が本治療を受けられないような事態は避けるべきである。慎重投与例に対しては，患者ないし代諾者への説明と，それに基づく同意が不可欠である。

2．rt-PAを用いた血栓溶解療法の適応と禁忌

表Ⅵ-2 アルテプラーゼ静注療法のチェックリスト

適応外（禁忌）	あり	なし
発症〜治療開始時刻 4.5 時間超	☐	☐
※発症時刻（最終未発症確認時刻）[：]　※治療開始（予定）時刻[：]		
既往歴		
非外傷性頭蓋内出血	☐	☐
1 カ月以内の脳梗塞（一過性脳虚血発作を含まない）	☐	☐
3 カ月以内の重篤な頭部脊髄の外傷あるいは手術	☐	☐
21 日以内の消化管あるいは尿路出血	☐	☐
14 日以内の大手術あるいは頭部以外の重篤な外傷	☐	☐
治療薬の過敏症	☐	☐
臨床所見		
くも膜下出血（疑）	☐	☐
急性大動脈解離の合併	☐	☐
出血の合併（頭蓋内，消化管，尿路，後腹膜，喀血）	☐	☐
収縮期血圧（降圧療法後も 185 mmHg 以上）	☐	☐
拡張期血圧（降圧療法後も 110 mmHg 以上）	☐	☐
重篤な肝障害	☐	☐
急性膵炎	☐	☐
血液所見		
血糖異常（<50 mg/dl，または>400 mg/dl）	☐	☐
血小板 100,000/mm³以下	☐	☐
血液所見：抗凝固療法中ないし凝固異常症において		
PT-INR>1.7	☐	☐
aPTT の延長（前値の 1.5 倍［目安として約 40 秒］を超える）	☐	☐
CT/MR 所見		
広汎な早期虚血性変化	☐	☐
圧排所見（正中構造偏位）	☐	☐

慎重投与（適応の可否を慎重に検討する）	あり	なし
年齢　<u>81 歳以上</u>	☐	☐
既往歴		
10 日以内の生検・外傷	☐	☐
10 日以内の分娩・流早産	☐	☐
1 カ月以上経過した脳梗塞（<u>とくに糖尿病合併例</u>）	☐	☐
3 カ月以内の心筋梗塞	☐	☐
蛋白製剤アレルギー	☐	☐
神経症候		
<u>NIHSS 値 26 以上</u>	☐	☐
軽症	☐	☐
症候の急速な軽症化	☐	☐
痙攣（既往歴などからてんかんの可能性が高ければ適応外）	☐	☐
臨床所見		
脳動脈瘤・頭蓋内腫瘍・脳動静脈奇形・もやもや病	☐	☐
胸部大動脈瘤	☐	☐
消化管潰瘍・憩室炎，大腸炎	☐	☐
活動性結核	☐	☐
糖尿病性出血性網膜症・出血性眼底	☐	☐
血栓溶解薬，抗血栓薬投与中（<u>とくに経口抗凝固薬投与中</u>）	☐	☐
※抗 Xa 薬やダビガトランの服薬患者への本治療の有効性と安全性は確立しておらず，治療の適否を慎重に判断せねばならない。		
月経期間中	☐	☐
重篤な腎障害	☐	☐
コントロール不良の糖尿病	☐	☐
感染性心内膜炎	☐	☐

〔文献 1）より引用・改変〕

<注意事項>
1. 1 項目でも「適応外」に該当すれば実施しない
2. 1 項目でも「慎重投与」に該当すれば，適応の可否を慎重に検討し，治療を実施する場合は患者本人・家族に正確に説明し同意を得る必要がある
3. 「慎重投与」のうち，下線をつけた 4 項目に該当する患者に対して発症 3 時間以降に投与する場合は，個々の症例ごとに適応の可否を慎重に検討する必要がある

6）投与開始

アルテプラーゼ 0.6 mg/kg の 10％を急速静注し，残りを 1 時間かけて点滴静注する。

7）投与後の管理

投与開始から 24 時間以上は SCU（stroke care unit）か，それに準じた病棟での管理が必要である。投与後 24 時間は血圧の管理や抗血栓療法の制限が重要である。

症状増悪時には迅速な診断を行い，必要があれば可及的速やかに脳神経外科的処置を実施する必要がある。症候性頭蓋内出血のほとんどは投与開始後 36 時間以内に発症する。とくに脳梗塞発症後 3～4.5 時間に投与した患者では，3 時間以内の患者と比べて頭蓋内出血が増えることが示されている。

2　アルテプラーゼの投与適応症例

発症 4.5 時間以内で，禁忌事項がなければ，あらゆる臨床カテゴリーの虚血性脳血管障害患者（アテローム血栓性梗塞，ラクナ梗塞，心原性脳塞栓症，その他の原因確定・未確定の脳梗塞，本治療法の後に症候が消失した一過性脳虚血発作を含む）に使用可能である。

本治療法の適応外（禁忌），および慎重投与となる項目を，表Ⅵ-2 に示す。このうち 1 項目でも適応外に該当すれば，この治療を行うことは推奨されない。

発症後 4.5 時間以内の投与が原則であるので，少なくとも発症 3.5 時間以内には医療機関を受診している必要があるが，実際には投与が早ければ早いほど望ましい。

また，発症時刻とは，「患者自身，あるいは症状出現時に目撃した人が報告した時刻」，あるいはこうした情報が得られない場合では，「患者が無症状であることが最後に確認された時刻」であって，発見された時刻ではないことにも注意が必要である。

3　アルテプラーゼの投与禁忌

チェックリスト（表Ⅵ-2）の禁忌項目を参照のこと。

1）既往歴

出血性合併症のリスクを高め，メリットを明らかに上回る危険性のある疾患に注意が必要である。家族や前医からの聴取も重要である。圧迫止血などでコントロールできない部位からの出血のリスクを高めるものとして外科手術の既往があり，確認が必要である。

2）臨床所見

高血圧（収縮期 185 mmHg 以上，または拡張期 110 mmHg 以上）の症例で，血栓溶解治療前の降圧薬単回静脈内投与でも血圧 185/110 mmHg 未満にコントロールができない場合は禁忌である。

胸部大動脈解離へのアルテプラーゼ投与は致死的合併症を招くので，病歴（直前の胸痛，背部痛）や身体所見（血圧低下，末 W 動脈拍動の減弱もしくは左右差，大動脈弁逆流性雑音），検査所見（胸部 X 線写真での上縦隔拡大）などから大動脈解離を疑う場合は，本治療法を始める前に胸部 CT 検査や頸部血管エコー検査によって解離の存在を除外する必要がある。画像診断の結果から大動脈解離が考えられれば，この治療を行うべきでない。

3）血液所見

高血糖や血小板数減少は頭蓋内出血の危険因子である。すでに抗凝固薬によって十分に血液凝固抑制されている場合は適応外とみなす。

4）画像所見

CT，MRI にて早期虚血性変化が広汎に認められる場合は，組織障害も重症である可能性があり，適応外である。発症後 3〜4.5 時間では，3 時間以内に比べて脳の虚血障害が進行し，早期虚血性変化が広がる可能性が高いので，この時間帯の患者はとくに適応判断に注意すべきである。

4　アルテプラーゼの投与は慎重としたほうがよい場合

慎重投与とは，投与を考慮してもよいが，副作用その他が出現しやすく，かつ良好な転帰も必ずしも期待できない場合を意味する。このような症例では，治療担当医が自らの経験などに基づいて，治療を行う利益が不利益よりも勝っていると判断した場合に限り，患者ないし代諾者に対してこの治療の意味と危険性を説明し，同意を得たうえで，治療実施が可能となる。

1）81 歳以上の高齢者

高齢者の治療成功率は低く，症候性頭蓋内出血の危険性も高くなるため，81 歳以上は慎重投与と考えるべきである。

2）神経症候（NIHSS≧26，軽微もしくは急速に改善する神経症候）

投与前の NIHSS 値も本療法の独立した転帰規定因子である。明確な閾値は存在しないが，来院時の NIHSS が 26 以上の症例では治療効果が得られにくい。また軽症例や急速改善例では，効果が危険性を上回る可能性は少なく，多くの場合治療適

表Ⅵ-3　日本脳卒中学会脳卒中医療向上・社会保険委員会が提案するアルテプラーゼ静注療法の施設基準

1) CTまたはMRI検査が24時間実施可能であること
2) 集中治療のため，十分な人員（日本脳卒中学会専門医などの急性期脳卒中に対する十分な知識と経験をもつ医師を中心とする診療チーム）および設備（SCUまたはそれに準ずる設備）を有すること
3) 脳神経外科的処置が迅速に行える体制が整備されていること（病院間で適切な契約または約束ができている条件のもとであれば，必ずしも院内で処置が行えなくともよい）
4) 実施担当医が日本脳卒中学会の承認する本薬使用のための講習会を受講し，その証明を取得すること（ただし，発症24時間以内の急性期脳梗塞をたとえば年間50例程度の多数例を診療している施設の実施担当医については，本薬使用前の講習会の受講を必須とはしないが，できるだけ早期に受講することが望ましい）

〔文献1）より引用・改変〕

応にはならないであろう。

3) 発症後3〜4.5時間に投与開始する場合の注意点

この時間帯に投与開始した場合，3時間以内の投与開始例よりも良好な転帰が得られがたく，症候性頭蓋内出血の危険性が高まる。したがって慎重投与のうちとくに「81歳以上」，「脳梗塞既往に糖尿病を合併」，「NIHSS値26以上」，「経口抗凝固薬投与中」に該当する場合は，適応の可否をより慎重に検討する必要がある。

おわりに

アルテプラーゼ投与は，経験を積んだ専門医師が適切な設備を有する施設（表Ⅵ-3）で，適応基準を十分に遵守して行う場合，急性期治療として高い有効性が期待される。しかし，適応基準から逸脱した投与は，症候性頭蓋内出血や死亡の危険を高めることを十分に認識しておく必要がある。現在，本治療法は発症4.5時間以内の患者までが治療対象とされる。ただし治療効果は発症からの時間経過とともに低下し，逆に症候性頭蓋内出血の危険性が高まるため，本治療法は可能な限り早く始めるべきである。また適応除外理由として受診遅れがかなりの部分を占めていることもあり，市民に脳卒中の症状や緊急受診の必要性をよく啓発し，早期受診につなげることが重要である。病院前医療を担う救急隊員には脳卒中が疑われる患者への迅速な救護活動はもちろんのこと，一般市民への積極的な啓蒙活動も期待されている。

【文献】

1) 日本脳卒中学会脳卒中医療向上・社会保険委員会rt-PA（アルテプラーゼ）静注療法指針改訂部会：rt-PA（アルテプラーゼ）静注療法適正治療指針第二版．脳卒中　34：443-480, 2012.

〔若杉雅浩〕

VI部 資料

3. 脳卒中

はじめに

　脳卒中の臨床病態は非常に多様であり，いくつかの病型分類が存在する。現在広く用いられている NINDS-Ⅲ（classification of cerebrovascular diseases Ⅲ by the National Institute of Neurological Disorders and Stroke）分類[1]では，局所性脳機能障害のなかに一過性脳虚血発作，脳卒中（脳出血，くも膜下出血，脳動静脈奇形からの頭蓋内出血，脳梗塞）が分類されている。本稿では，脳梗塞と一過性脳虚血発作を急性虚血性脳卒中とし，①急性虚血性脳卒中，②くも膜下出血，③脳出血についてその原因と症候について解説する。なお，脳動静脈奇形からの頭蓋内出血についても脳出血の項目で概説する。

1　急性虚血性脳卒中

　虚血性脳卒中とは，脳血管の閉塞，狭窄などにともなう血流障害により脳局所の機能障害をきたし，さまざまな症候を呈する症候群である。ここでは臨床病型による分類に従って解説する。

1）アテローム血栓性脳梗塞（図Ⅵ-7）

　アテローム血栓性脳梗塞は，頭蓋内外主幹動脈のアテローム硬化（動脈硬化）を原因として発症する。アテローム硬化により脳梗塞を生じる主な機序には，動脈硬化プラークが増大し血管内腔を障害するもの，血栓やプラークの破片による閉塞（動脈原性塞栓）があげられる。高齢の男性に多く，危険因子としては高血圧，糖尿病，脂質異常症，喫煙などがいわれており，冠動脈疾患，閉塞性動脈硬化症など他の血管の動脈硬化性疾患を合併していることが多い。主幹動脈病変が主体であるため，運動麻痺，知覚障害だけでなく，皮質枝領域の虚血を反映して意識障害，失語，失認，失行などの皮質症状，半盲などの症状を呈することも多い。また，脳梗塞に先行して一過性脳虚血発作を認める症例が多いのも特徴である。血栓性の機序で発症した場合には，進行性の経過をとることが多いとされている。

2）心原性脳塞栓症（図Ⅵ-8）

　心原性脳塞栓症とは，心由来の栓子に起因する脳塞栓症である。心腔内で形成さ

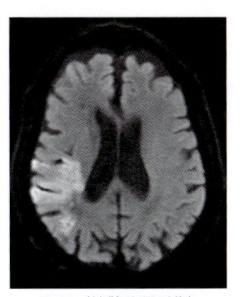

MRI（拡散強調画像）

図Ⅵ-7　アテローム血栓性脳梗塞

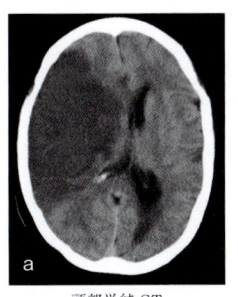

a	b	c
頭部単純CT	MRI（T2強調画像）	MRI（FLAIR）

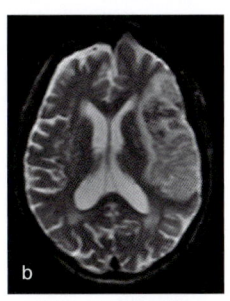

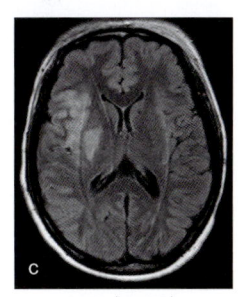

図Ⅵ-8　心原性脳塞栓症

れた栓子が血流に運ばれて脳動脈を突然閉塞するため，日中活動時の突然発症が多い。また，静脈系に形成された血栓が右→左シャントにより心臓を経由して脳動脈に至り脳塞栓症を発症する奇異性脳塞栓症も心原性脳塞栓症に含まれる。心原性塞栓源のリスクを表Ⅵ-4 に示したが[2]，もっとも重要なのは非弁膜症性心房細動である。心原性脳塞栓症はすべての脳血管に起こり得るが，血流量のもっとも多い中大脳動脈領域に起こりやすい。また，穿通枝領域へは栓子が流入しにくく，ほとんどが皮質枝に流入するため皮質症状を呈することが多い。多発性梗塞，大梗塞や出血性梗塞をきたしやすく，重症度，死亡率が高いのも特徴である。

3）ラクナ梗塞（図Ⅵ-9）

　ラクナ梗塞とは直径 200 μm 以下の穿通枝動脈を責任病巣とする脳梗塞である。CT や MRI などの画像上，大脳基底核，内包，視床，脳幹などに好発し，通常，直

表Ⅵ-4　心原性塞栓源

1．高リスクの塞栓源 　　心房細動，機械弁，心房細動を伴う僧帽弁狭窄症，左房・左心耳内血栓，洞不全症候群，4週間以内の心筋梗塞，左室内血栓，拡張型心筋症，左室壁運動の部分的消失，左房粘液腫，感染性心内膜炎 2．中等度リスクの塞栓源 　　僧帽弁逸脱，僧帽弁輪石灰化，心房細動を伴わない僧帽弁狭窄症，左房内もやもやエコー，心房中隔瘤，卵円孔開存，心房粗動，孤立性心房細動，生体弁，非細菌性血栓性心内膜炎，うっ血性心不全，左室壁運動の部分的低下，4週以上6カ月未満の心筋梗塞

〔文献2）より引用・改変〕

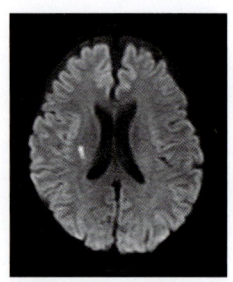

MRI（拡散強調画像）
図Ⅵ-9　ラクナ梗塞

表Ⅵ-5　古典的ラクナ症候群

・純粋運動性不全片麻痺（pure motor hemiparesis） 　一側の顔面下部，上下肢の不全麻痺 ・純粋感覚性脳卒中（pure sensory stroke） 　一側の顔面，上下肢のしびれ 　＊手口症候群（cheiro-oral syndrome）もこの亜型である ・運動失調性不全片麻痺（ataxic hemiparesis） 　一側の軽度不全片麻痺と麻痺だけで説明のつかない運動・歩行障害（失調症状） ・構音障害―手不器用症候群（dysarthria-clumsy hand syndrome） 　構音障害と一側上肢の巧緻運動障害

〔文献3）より引用・改変〕

径1.5 cm未満の大きさのものをラクナ梗塞と呼ぶことが多い。ただし，病態的にラクナ梗塞と考えられるものでも直径1.5 cmを超えるものも存在する。穿通枝動脈の病変は細動脈硬化と呼ばれ，アテローム血栓性脳梗塞にみられる主幹動脈のアテローム硬化とは異なり，主に高血圧が原因で，200 μm以下の穿通枝に脂肪硝子変性（lipohyalinosis）や血管壊死（angionecrosis）による血管閉塞をきたすとされている。ラクナ梗塞の臨床像に関しては，Fisherによってまとめられたラクナ症候群と呼ばれる症候が有名である（表Ⅵ-5）[3]。

また，大脳皮質下や脳幹の穿通枝梗塞のうち，穿通枝の入口部がアテローム硬化により閉塞し，穿通枝全域に及ぶ脳梗塞をbranch atheromatous disease（BAD）と呼び，ラクナ梗塞とアテローム血栓性脳梗塞の中間的概念とされている[4]。BADは，発症以降に運動麻痺を中心とした神経症状が進行することが特徴とされている。

表Ⅵ-6 ABCD²スコア

	項目	条件	点数
A	Age（年齢）	60歳以上	1
B	Blood pressure（血圧）	収縮期血圧＞140 mmHg and/or 拡張期血圧＞90 mmHg	1
C	Clinical features（神経学的所見）	片側脱力	2
		脱力を伴わない発語障害	1
		その他	0
D	Duration（継続時間）	60分以上	2
		10〜59分	1
		10分未満	0
D	Diabetes（糖尿病）	―	1

4）その他の脳梗塞

　前述の3病型以外の脳梗塞はその他の脳梗塞として分類される。病因としては，アテローム動脈硬化以外の血管病変（動脈解離，もやもや病，外傷，脳アミロイド・アンギオパチー，血管炎など），大動脈疾患，血液凝固異常，悪性腫瘍，感染症，血管攣縮，経口避妊薬，脳静脈・静脈洞血栓症などがあげられる。このなかで脳アミロイド・アンギオパチーは通常高齢者に発症するが，それ以外の多くは若年者の脳梗塞の原因として重要である。したがって，若年者の脳梗塞では，血管病変と血液凝固異常の精査を行う必要がある。

5）一過性脳虚血発作

　一過性脳虚血発作（transient ischemic attack；TIA）は，NINDS-Ⅲ分類では，24時間以内に消失する虚血による一過性の脳局所症状と定義されている。しかしながら，症状持続時間はほとんどの場合数分以内である。近年，従来の発作持続時間24時間以内という定義をなくし，梗塞に陥った組織障害の有無だけによる定義も提唱されており，今後再検討が必要な領域といえる。

　TIA発作後90日以内に脳梗塞を発症する頻度は10〜20％とされている。これら脳梗塞発症の半数がTIA発作後の24〜48時間で脳梗塞を発症していることから，TIAは脳梗塞発症の警告であると位置づけられている[4]。また，TIA後の脳梗塞発症の危険度予測に，ABCD²スコア（表Ⅵ-6）が有用とされており，最初の受診より2日以内に脳卒中を起こすリスクは，0〜1点で0％，2〜3点で1.3％，4〜5点で4.1％，6〜7点では8.1％であったと報告されている[5]。

2 くも膜下出血

1) 病因・疫学

　くも膜下出血とは，頭蓋内くも膜下腔への出血を表す総称であり，原因にかかわらず，くも膜下腔への出血が存在すればくも膜下出血と診断される。くも膜下出血の発生頻度は人口 10 万人当たり約 20 人であり，男女比は約 1：2 で女性に多い。発症の危険因子としては喫煙，高血圧，多量飲酒，家族歴などがあげられる。くも膜下出血はその原因により外傷性と非外傷性に大別され，外傷性のものが多い。しかしながら，非外傷性のくも膜下出血の原因としては脳動脈瘤破裂がもっとも多く，約 70〜80％を占める。脳動脈瘤破裂によるくも膜下出血のうち約 7〜20％が家族性脳動脈瘤であるが，典型的な遺伝様式はなく，遺伝的要因と環境因子がともに関与するものと考えられる。破裂脳動脈瘤の好発部位は，前大脳動脈が 38％，内頸動脈が 26％，中大脳動脈が 27％，椎骨・脳底動脈が 9％である。

2) 症　状

　突然の激しい頭痛（多くは「突然バットで殴られたような頭痛」とか「今まで経験したことがないほどの頭痛」と表現される）で発症する。また，発症時刻が明確な場合が少なくない。発症時，嘔気・嘔吐，頸部痛，羞明を伴うことがあるが，局所神経症状を欠くことが多い。重症例では，意識障害を呈することも多く，入院時の意識レベルと予後はよく相関するとされている。くも膜下出血による髄膜刺激症状として項部硬直が有名であるが，発症時には認められないこともある。その他，発熱，痙攣，動眼神経麻痺，水頭症による頭蓋内圧亢進症状などを認めることがある。重症くも膜下出血では，神経原性肺水腫，不整脈，たこつぼ心筋症がみられることもある。

3) 診　断

　診断は頭部 CT 検査が非常に有用であり，くも膜下腔の高吸収域の検出で診断できる。しかしながら，出血が少量の場合や発症後時間が経っている場合には頭部 CT で診断できない場合がある。その場合は，腰椎穿刺を施行して脳脊髄液の性状を確認する必要がある。また，頭部 CT 上，脳内出血や脳室内出血が主体の場合もあり，注意が必要である。脳動脈瘤の診断としては，従来の脳血管撮影のほか，3D-CTA，MRA なども有用である（図Ⅵ-10）。

　くも膜下出血の予後は発症時の重症度と相関するとされており，臨床的重症度の判定が重要である。重症度判定としては，Hunt & Hess の分類，Hunt & Kosnik の分類（表Ⅵ-7），WFNS（世界脳神経外科連合）による分類（表Ⅵ-8）がよく用いられる。

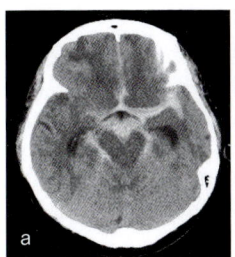

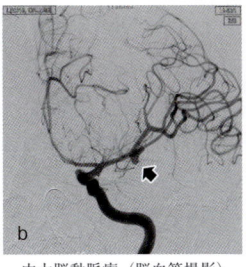

頭部CT　　　　　　中大脳動脈瘤（脳血管撮影）　　　　3D-CTA
図Ⅵ-10　くも膜下出血

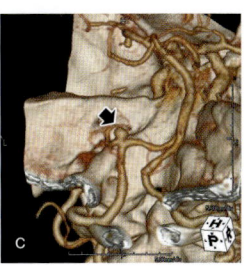

表Ⅵ-7　Hunt & Kosnikのくも膜下出血重症度分類（1974）

Grade 0	未破裂の動脈瘤
Grade Ⅰ	無症状か，最小限の頭痛および軽度の項部硬直をみる
Grade Ⅰa	急性の髄膜あるいは脳症状をみないが，固定した神経学的失調のあるもの
Grade Ⅱ	中等度から強度の頭痛，項部硬直をみるが，脳神経麻痺以外の神経学的失調をみない
Grade Ⅲ	傾眠状態，錯乱状態，または軽度の巣症状を示すもの
Grade Ⅳ	昏迷状態で，中等度から重篤な片麻痺があり，早期除脳硬直および自律神経障害を伴うこともある
Grade Ⅴ	深昏睡状態で除脳硬直を示し，瀕死の様相を示すもの

重篤な全身性疾患，たとえば高血圧，糖尿病，著明な動脈硬化，慢性肺疾患，または脳血管撮影でみられる頭蓋内血管攣縮が著明な場合には，重症度を1段階悪いほうに移す

表Ⅵ-8　WFNS（世界脳神経外科連合）のくも膜下出血重症度分類（1983）

重症度	GCSスコア	主要な局所神経症状（失語あるいは片麻痺）
Grade Ⅰ	15	なし
Grade Ⅱ	14～13	なし
Grade Ⅲ	14～13	あり
Grade Ⅳ	12～7	有無は不問
Grade Ⅴ	6～3	有無は不問

4）治　療

　くも膜下出血の診療においては脳動脈瘤の再破裂予防がきわめて重要であり，再出血予防治療としては，外科的治療（開頭クリッピング術）や血管内治療（瘤内コイル塞栓術）が行われる。いずれの治療方針決定にも臨床的重症度評価がきわめて

重要である。

くも膜下出血後の脳血管攣縮や水頭症に対する治療も重要である。脳血管攣縮はくも膜下出血後の第4～14病日に発生しやすく，脳血管攣縮が高度な場合には虚血性神経症状を呈し脳梗塞に移行することも少なくない。脳血管攣縮に対しては，くも膜下腔の血腫除去，薬物療法，Triple H（Hypertension, Hypervolemia, Hemodilution）療法，血管形成術などが行われるが，いずれも確定的な治療とはなっていない。また，水頭症に対するドレナージ術やシャント術が必要になることもある。

5) 椎骨脳底動脈解離

動脈解離は解離性動脈瘤とも呼ばれ，血管内の血流が血管壁に侵入して壁間を伸展させたもの，と定義されている。典型的な急性解離動脈瘤では，内弾性板の広範囲断裂とそれに伴う壁への血流の侵入が観察される。発症時の臨床形態は，くも膜下出血，脳虚血，頭痛，偶発的発見の順であり，くも膜下出血発症がもっとも多い。40～50歳代の発症が多く，男性に多いとされている。若年者の脳梗塞の原因にもなり得る。解離部位はくも膜下出血発症，脳虚血発症ともに圧倒的に椎骨動脈が多く，次いで脳底動脈，内頸動脈の順である。症状は，頭痛に加え，くも膜下出血，脳梗塞による症状を伴う。脳梗塞の場合，痛みが先行し，ワレンベルグ症候群あるいはその亜型を呈することが多い。MRI/MRA，3D-CTA，脳血管撮影などにより診断され，血管の膨隆と狭窄が混在するpearl and string所見が特徴的である。治療は保存的治療あるいは血管内治療を含む外科的治療が選択される。

3　脳出血

1) 病因・疫学

脳出血は脳卒中の17.8%を占めており，その発生頻度は最近10年間ほとんど変化していない。しかしながら，高血圧治療の普及などにより死亡率は低下している。原因別に高血圧性と非高血圧性に分類され，高血圧性脳出血が約80%を占めるとされている[6]。危険因子としては，高血圧以外に，脂質異常症，加齢が関与するとされている。好発部位は，被殻，視床，脳幹，皮質下，小脳の順である。被殻，視床は中大脳動脈の穿通枝，脳幹は脳底動脈の穿通枝，小脳は上小脳動脈の穿通枝からの出血であり，穿通枝領域の出血が多いことがわかる。皮質下出血は，穿通枝病変ではなく皮質枝のアミロイド・アンギオパチーの関与がいわれている。

2) 症　状

発症は，日中活動時に多い。身体所見では，虚血性脳卒中に比べて，発症初期から頭痛，悪心，嘔吐が多い。出血部位と血腫の大きさによって症状は異なるが，神経症状では片麻痺がもっとも多く，次いで意識障害，構音障害，感覚障害，失語が

表VI-9 高血圧性脳出血の部位判断に有用な情報

	被殻	視床	脳幹	皮質下	小脳
発症時の意識障害	+〜−	+〜−	+++	+〜−	−
嘔吐	+	+	++	+	+++
頭痛	+〜−	+〜−	−	+	++
めまい	−	−	++	−	++
麻痺	対側片麻痺（多い）	対側片麻痺	四肢麻痺	対側片麻痺	運動失調
しびれ	対側しびれ	対側しびれ（慢性期：視床痛）	四肢のしびれ	対側しびれ	−
瞳孔	病巣側への共同偏視	内下方視	縮瞳 垂直性眼振	病巣側への共同偏視（血腫が大きい場合）	正常 水平性眼振
予後	出血の程度による	出血の程度による	悪い	出血の程度による	昏睡でも回復することあり
手術	+	±	−	+	++

あげられる。症状の進行は急速に進むことが多く，数分から数時間以内には完成する（表VI-9）。

(1) 被殻出血

対側の片麻痺と感覚障害が起こる。出血が被殻に限局していれば，麻痺などの症状も軽度であり神経機能予後もよい。一方，大きな血腫では，重度の麻痺，感覚障害，意識障害，出血側への共同偏視，同名半盲が加わる。優位半球では失語，非優位半球では失行，失認を呈する。

(2) 視床出血

対側の不全片麻痺，感覚障害をきたす。被殻出血に比べ感覚障害が強く出る傾向にある。出血が少ない場合には，手や口のしびれのみのことがある。血腫が下方へ進展すると，中脳が圧迫されるためさまざまな眼症状（内下方視など）が出現することが特徴的である。被殻出血に比べ脳室穿破しやすく，水頭症を合併することがある。

(3) 脳幹出血

血腫が限局していてもさまざまな症状を呈する。血腫が大きい場合には高度の意

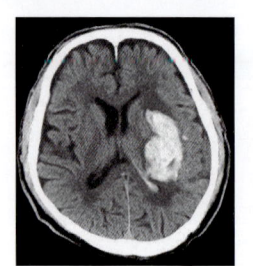

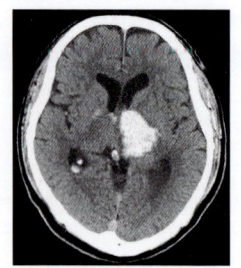

図Ⅵ-11 被殻出血　　　図Ⅵ-12 視床出血
　　　　　　　　　　　　　　　　　　　　図Ⅵ-13 脳幹出血

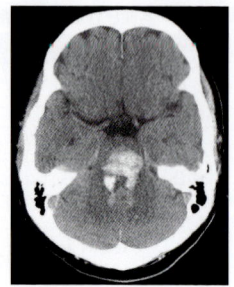

意識障害，呼吸障害を呈し，予後不良である．著明な縮瞳（pinpoint pupil）や垂直性眼振（ocular bobbing）などの眼症状も特徴的である．

(4) 皮質下出血

頭頂葉に多く，対側の麻痺や感覚障害で発症する．後頭葉では同名半盲，側頭葉では感覚性失語，視野障害，前頭葉では対側上肢優位の麻痺，高次脳機能障害を呈する．高齢者ではアミロイド・アンギオパチー，若年者では脳動静脈奇形を念頭に入れる必要がある．

(5) 小脳出血

小脳半球，とくに歯状核付近に多い．頭痛，嘔吐，めまい，歩行障害などの運動失調で発症する．大きくなれば脳幹を圧迫し，進行性の意識障害を呈する．病側への注視障害，四肢失調が特徴的であり，小脳性の言語障害を示すこともある．

3）診　断

診断には頭部 CT 検査が有用である．図Ⅵ-11〜15 に各部位出血の頭部 CT 画像を示す．出血発症後数時間は血腫が増大する可能性があるため，保存的治療例では CT を再検する．時間が経つと出血周囲に浮腫をきたすことも特徴的である．CT によりおおよその出血量を推定することができる．

血腫量（ml）＝血腫最大面積の最大長径（cm）×直行する短径（cm）×スライス厚（cm）×血腫を認めるスライス数×1/2

4）治　療

血腫周囲の脳血流を低下させずに血腫の増大を抑制するにはどの程度の降圧がもっとも有効であるかについては，十分な科学的データは存在しない．しかしながら『脳卒中治療ガイドライン 2009』では，収縮期血圧 180 mmHg 未満または平均

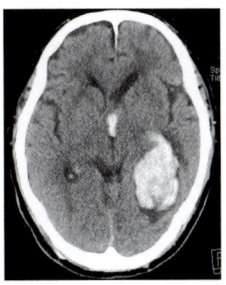

図Ⅵ-14　皮質下出血

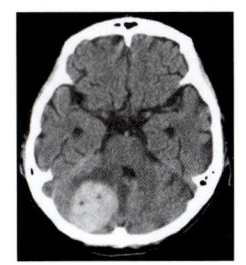

図Ⅵ-15　小脳出血

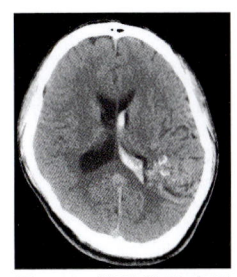

図Ⅵ-16　脳動静脈奇形（AVM）による脳室内出血

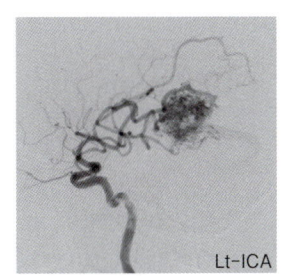

図Ⅵ-17　脳動静脈奇形（脳血管撮影）

血圧 130 mmHg 未満を維持することを目標に管理することが推奨されている。

手術療法については，脳出血の部位に関係なく，血腫量が 10 ml 未満または神経学的所見が軽度の症例は手術適応ではない。手術適応とされるのは，被殻出血で血腫量 31 ml 以上かつ血腫による圧迫所見が高度なもの，皮質下出血で脳表からの深さが 1 cm 以下で意識レベルが低下したもの，小脳出血で最大径が 3 cm 以上で神経学的症候が増悪しているものである。視床出血，脳幹出血は手術適応にならない。また，急性水頭症が疑われるものは脳室ドレナージを考慮する。

5）非高血圧性脳出血（図Ⅵ-16, 17）

非高血圧性脳出血の原因には，アミロイド・アンギオパチー，脳動静脈奇形，血管腫，もやもや病，脳腫瘍，抗凝固薬，血友病などがあげられる。このなかで脳動静脈奇形（cerebral arteriovenous malformation；AVM）からの頭蓋内出血は，NINDS-Ⅲでも取り上げられている。

AVM は 10～30 歳代の若年者発症が多く，50 歳までに発症するといわれている。

また,破裂により頭蓋内出血を起こす時期は20～40歳代が多いとされる。臨床症状としては出血が50%以上ともっとも多く,次いでてんかん発作が20～25%,頭痛が15%である。AVMからの出血は,脳実質内出血とくも膜下出血が合併することが多く,脳室内出血を示すこともある。出血をきたしやすいAVMは小さいものが多く,出血を繰り返すことも特徴である。てんかん発作は大きなAVM,脳表のAVMに多い。これはAVMによる盗血現象による脳虚血が関与しているともいわれている。この他,盗血現象により,精神症状,早発性認知障害,局所神経症状をきたすこともある。3D-CTA,MRA,脳血管撮影などにより診断され,治療としては外科治療,血管内治療,定位放射線治療の3つを組み合わせた集学的療法が行われる。

【文　献】

1) Special report from the National Institute of Neurological disorder and Stroke: Classification of cerebrovascular diseases III. Stroke 21: 637-676, 1990.
2) Adams HP Jr, Bendixen BH, Kappelle LJ, et al: Classification of subtype of acute ischemic stroke: Definitions for use in a multicenter clinical trial: TOAST. Trial of Org 10172 in Acute Stroke Treatment. Stroke 24: 35-41, 1993.
3) Fisher CM: Lacunes: Small, deep cerebral infarcts. Neurology 15: 774-784, 1965.
4) Caplan LR: Intracranial branch atheromatous disease: A neglected, understudied, and under-used concept. Neurology 39: 1246-1250, 1989.
5) Johnston SC, Rothwell PM, Nguyen-Huynh MN, et al: Validation and refinement of scores to predict very early stroke risk after transient ischemic attack. Lancet 369: 283-292, 2007.
6) 荒木信夫,大櫛陽一,小林祥泰:病型別・年代別頻度;欧米・アジアとの比較.脳卒中データバンク2009,中山書店,東京,2009,pp22-23.

〔吉矢和久〕

JCOPY	〈(社)出版者著作権管理機構 委託出版物〉

本書の無断複写は著作権法上での例外を除き禁じられています。
複写される場合は，そのつど事前に，下記の許諾を得てください。
(社)出版者著作権管理機構
TEL. 03-5244-5088　FAX. 03-5244-5089　e-mail：info@jcopy.or.jp

PSLSガイドブック2015

定価(本体価格2,200円+税)

2007年1月18日	第1版第1刷発行
2008年9月20日	第1版第4刷発行
2009年6月15日	第2版第1刷発行
2013年8月10日	第2版第5刷発行
2015年6月10日	第3版第1刷発行
2015年12月22日	第3版第2刷発行
2017年11月1日	第3版第3刷発行
2018年12月25日	第3版第4刷発行
2020年2月3日	第3版第5刷発行
2022年2月28日	第3版第6刷発行
2023年6月1日	第3版第7刷発行
2024年4月5日	第3版第8刷発行
2025年5月19日	第3版第9刷発行

監　　修　　日本臨床救急医学会
編集協力　　日本救急医学会・日本神経救急学会
編　　集　　PCEC・PSLS改訂小委員会
発 行 者　　長谷川　潤

発 行 所　　株式会社　へるす出版
　　　　　　〒164-0001　東京都中野区中野2-2-3
　　　　　　Tel. 03-3384-8035(販売) 03-3384-8155(編集)
　　　　　　振替 00180-7-175971
　　　　　　http://www.herusu-shuppan.co.jp
印 刷 所　　三報社印刷株式会社

©2015, Printed in Japan　　　　　　　　　　　　　　〈検印省略〉
落丁本，乱丁本はお取り替えいたします。
ISBN 978-4-89269-866-8